中华医学健康科普工程
中华医学会男科学分会男性健康系列科普丛书

前列腺疾病的防治

总主编　邓春华　商学军
主　编　赵善超

中華醫學電子音像出版社
CHINESE MEDICAL MULTIMEDIA PRESS
北　京

图书在版编目（CIP）数据

前列腺疾病的防治／赵善超主编．—北京：中华医学电子音像出版社，2021.7

（中华医学会男科学分会男性健康系列科普丛书／邓春华，商学军主编）

ISBN 978-7-83005-294-2

Ⅰ．①前…　Ⅱ．①赵…　Ⅲ．①前列腺疾病-防治　Ⅳ．①R697

中国版本图书馆 CIP 数据核字（2021）第 087765 号

前列腺疾病的防治
QIANLIEXIAN JIBING DE FANGZHI

主　　编： 赵善超
策划编辑： 史仲静
责任编辑： 宫宇婷
校　　对： 龚利霞
责任印刷： 李振坤
出版发行： 中华医学电子音像出版社
通信地址： 北京市西城区东河沿街 69 号中华医学会 610 室
邮　　编： 100052
E-mail： cma-cmc@cma.org.cn
购书热线： 010-51322677
经　　销： 新华书店
印　　刷： 廊坊市祥丰印刷有限公司
开　　本： 850mm×1168mm　1/32
印　　张： 5.25
字　　数： 140 千字
版　　次： 2021 年 7 月第 1 版　　2024 年 3 月第 3 次印刷
定　　价： 36.00 元

内容提要

本书为《中华医学会男科学分会男性健康系列科普丛书》之一，由多位临床经验丰富的男科专家对前列腺炎、前列腺增生及前列腺癌防治方面的常见问题进行梳理，选取最具代表性的问题，结合笔者的临床经验，以问答的形式为读者提供科学的解答，编写视角新颖，科学性、权威性、实用性强，适合广大关心男性健康的读者阅读。

编委会

总主编

邓春华　中山大学附属第一医院

商学军　东部战区总医院

主　编

赵善超　南方医科大学南方医院

副主编

陈　刚　重庆医科大学附属第一医院

王为服　海南省人民医院/海南医学院附属海南医院

胡建新　贵州省人民医院

张海波　南方医科大学南方医院

编　委（按姓氏笔画排序）

王　飞　海南省人民医院/海南医学院附属海南医院

王文选　海南省人民医院/海南医学院附属海南医院

王为服　海南省人民医院/海南医学院附属海南医院

文　爽　重庆医科大学附属第一医院

朱芸宵　重庆医科大学附属第一医院

江克华　贵州省人民医院

杨　檬　海南省人民医院/海南医学院附属海南医院
冷小平　重庆医科大学附属第一医院
张海波　南方医科大学南方医院
陈　刚　重庆医科大学附属第一医院
陈　函　重庆医科大学附属第一医院
陈华林　重庆医科大学附属第一医院
罗德凡　海南省人民医院/海南医学院附属海南医院
金小翔　重庆医科大学附属第一医院
赵善超　南方医科大学南方医院
胡建新　贵州省人民医院
柳　浩　贵州省人民医院
袁轶峰　湖南中医药大学第一附属医院
徐建兵　海南省人民医院/海南医学院附属海南医院
唐小虎　贵州省人民医院
韩小勇　贵州省人民医院
熊超玉　重庆医科大学附属第一医院
潘　阳　重庆医科大学附属第一医院
潘翠青　海南省人民医院/海南医学院附属海南医院

前　言

前列腺作为男性特有的器官，在生理上，既是尿道的一部分，又是支撑精囊腺等生殖器的“支架”。同时，前列腺具有重要的分泌功能，其分泌的前列腺液是精液的重要组成部分。常见的前列腺疾病有3种，即前列腺炎、前列腺增生（一般指良性前列腺增生）和前列腺癌，都有较高的发病率。前列腺炎、前列腺增生和前列腺癌分别好发于青中年男性、中老年男性和老年男性。

对于前列腺疾病，很多人在认识上还存在不少误区，这不仅使患者背上了不必要的心理负担，而且严重影响了诊治效果。因此，加强科普宣传、让人们正确认识前列腺疾病已成为泌尿外科和男科医生刻不容缓的职责。

目前，大部分关于前列腺疾病的专业书籍和科普书籍往往把一种疾病的病因、发病机制、临床表现、诊断及治疗逐一介绍，虽然全面，但很多内容并不适合没有医学背景的大众阅读，很多读者难以从这些书籍中直接获得自己想要了解的答案。因此，本书编者将平时在门诊、住院诊疗过程中遇到的患者关心的常见问题，通过一问一答的形式呈现给读者。通过本书，读者可以快速、准确地找到自己所关心的问题，并得到专业且详细的解释和建议。

本书内容共分为3章，即前列腺炎相关问题、前列腺增生相关问题、前列腺癌相关问题。所有问题由编者精心挑选、耐心解答，涵盖不同疾病的发病原因、预防方法、治疗建议等内容，相信这种问答形式的科普图书能够给读者带来便利和帮助，但本书仅挑选了一些前列腺疾病的常见问题，且所选问题跟编者临床接诊的经历息息相关，无法覆盖所有读者的提问，故欢迎大家在阅读完本书后反馈想要解答的疑问和本书的不足，我们将在再版时补充完善。希望大家能在阅读本书后有所收获，也衷心祝愿大家身体健康！

赵善超

2021 年 7 月

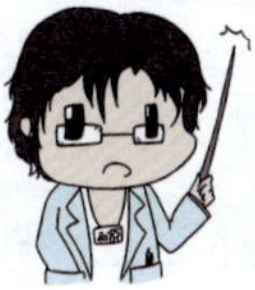

目 录

第1章

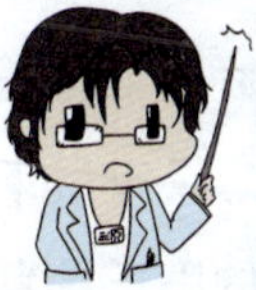

前列腺炎相关问题

1 前列腺炎有哪些症状?

问题:

我今年 31 岁，近 2 个月经常出现下腹痛，还有尿急症状，和妻子性生活时也经常力不从心，请问这是前列腺炎吗？患前列腺炎会有哪些表现?

回答:

从本例患者的症状来看，有可能是前列腺炎。

前列腺炎是常见的男性疾病。临床将前列腺炎分为 4 种类型，Ⅰ型为急性细菌性前列腺炎，Ⅱ型为慢性细菌性前列腺炎，Ⅲ型为慢性前列腺炎（慢性盆腔疼痛综合征)，Ⅳ型为无症状性前列腺炎。

Ⅰ型和Ⅱ型前列腺炎的主要病因是病原体随尿液逆行侵入前列腺，从而导致感染。性生活过度频繁、自慰过度、久坐、骑车、骑马、酗酒、过食辛辣的食物、感冒及受凉等都可以成为其诱发因素。Ⅲ型和Ⅳ型前列腺炎的发病原因目前尚不明确，十分复杂。

Ⅰ型前列腺炎常突然发病，表现为寒战、发热、疲乏无力等症状，伴有会阴部和耻骨上疼痛，还可出现尿频、尿急及直肠刺激症状，甚至引发急性尿潴留。Ⅱ型和Ⅲ型前列腺炎的临床症状相似，多为疼痛和排尿异常等，统称为前列腺炎症候群，包括下体（下腹部、会阴部、骨盆区）疼痛、尿频、尿急、尿痛、排尿不畅、尿线分叉、尿后滴沥、夜尿次数增多、尿后或大便时尿道流出乳白色分泌物等，偶尔并发性功能障碍，包括性欲减退、早泄、射精痛、勃起减弱及勃起功能障碍。Ⅳ型前列腺炎无临床症状，仅在男性进行前列腺方面的检查时发现炎症表现。

建议本例患者到正规医院就诊，进一步完善包括病史采集、体格检查、尿常规及前列腺液常规等相关检查，以明确诊断。

（陈　刚　冷小平　重庆医科大学附属第一医院）

2 前列腺炎是肾虚吗？

问题：

我今年32岁，2年前患了前列腺炎，平时感觉双下肢发冷、酸软无力，朋友说这是肾虚，请问前列腺炎是肾虚吗?

回答:

笔者在门诊经常遇到患者询问:“前列腺炎是不是就是肾虚?要吃补药吗?”这是一个很普遍的问题，但从医学角度来看，慢性前列腺炎不一定是肾虚。

一般人们常说的肾虚，是中医诊断学上泛指的肾虚弱证。中医学认为:“腰为肾之府，是肾之精气所溉之域;肾为水之脏，藏真阴而寓元阳，为人体生长、发育、生殖之源，生命活动之根，乃先天之本。”故“五脏之伤，穷必及肾”，肾虚则患者出现腰膝酸软、神疲乏力、头晕耳鸣、失眠健忘、遗精早泄、勃起功能障碍等表现。

前列腺炎是西医疾病名称，部分患者的主要症状为尿频、尿急、尿痛、排尿不尽感及尿末滴沥等，部分患者可出现下腹部、会阴部及骨盆区疼痛，部分患者伴有精神紧张或萎靡、焦虑、抑郁、紧张、失眠、多梦、性欲减退、早泄、勃起功能障碍等表现。从中医辨证的角度划分，确实有一部分患者属予肾虚的范畴，根据具体症状进一步可划分为肾阴虚、肾阳虚2种不同情况。肾阴虚患者可见腰膝酸软、头晕眼花、失眠遗精等表现;肾阳虚患者可见腰膝酸冷、勃起功能障碍、早泄、神疲乏力等表现。因此，肾虚和前列腺炎这2种疾病在某些症状上具有一定相似性。一般治疗前列腺炎，所谓的“肾虚”症状也会得到一定缓解。同时，患者也可以到中医科进一步诊治。

（陈　刚　朱芸宵　重庆医科大学附属第一医院）

3 平时很注重生殖卫生，为什么还会患前列腺炎？

问题：

我今年24岁，前段时间因为排尿问题去医院检查，被诊断为前列腺炎，我平时很注重生殖卫生，请问为什么还会患前列腺炎？

回答：

一般认为，细菌性前列腺炎有具体的致病细菌，细菌的类型及发病率与泌尿系统感染相似。大多数细菌性前列腺炎由一种细菌引起，偶尔也有2种或2种以上细菌引起的混合感染。致病的细菌一般通过尿道上行感染前列腺，由血行感染或淋巴系统感染前列腺的病例比较少见。性生活时，女性阴道的细菌也可通过男性的尿道上行感染前列腺。

对于非细菌性前列腺炎和前列腺痛，病因和发病机制比较复杂，目前仍不清楚，可能为：①免疫性因素。有人认为，慢性前列腺炎可能是一种局部器官的自身免疫性疾病。②尿液反流。无菌尿液反流到前列腺排泄管，可能与前列腺炎有关。③前列腺充血。各种原因造成的前列腺充血是非细菌性前列腺炎的重要致病因素，性生活不正常（如性交过频、性交中断）、饮酒、长时间骑车、久坐、受凉、感冒及不适当的前列腺按摩等都会引起前列腺充血。④精神因素。许多非细菌性前列腺炎患者常表现出焦虑、烦恼、恐惧、愤怒的精神症状及心理紧张，这些精神因素可刺激自主神经系统，进而影响前列腺，造成腺体分泌增加、肌肉收缩增强，导致一系列症状。因此，即使男性平时很注重生殖卫生，也无法完全避免前列腺炎的发生。如果男性有前列腺炎的相关症状，建议到正规医院由专科医生进行诊断和治疗。

（陈　刚　陈华林　重庆医科大学附属第一医院）

4　细菌性前列腺炎的感染途径有哪些？

问题：

我患了细菌性前列腺炎，请问该病的感染途径有哪些？

回答：

前列腺位于男性下腹部的盆腔内，引起细菌性前列腺炎的病原体来自“四面八方”，常让男性防不胜防。仔细追溯病原体的具体来源，可能有：①经尿道直接蔓延。前列腺内常发生尿液反流，故尿液内的病原体可以进入前列腺内直接诱发感染，是前列腺炎的主要感染途径；尿路感染性疾病（如急性肾盂肾炎、急性膀胱炎、尿道炎等）使存在于患者尿道内的病原体沿着尿道逆行，进入并感染前列腺。②经肠道播散。直肠内的大肠埃希菌等细菌可以直接侵入前列腺或经过淋巴、小静脉或血行播散。③全身各处的感染灶。机体其他部位病灶内的病原体进入血液后循环扩散感染前列腺。④经尿道的器械检查。男性在进行尿道检查时，细菌也可随器械进入尿道，上行至前列腺，引起感染。⑤不洁性交。性交时，女性阴道内的细菌可通过男性的尿道上行感染前列腺。⑥肛门直肠性交。没有任何保护的肛门直肠性交可以引起大肠埃希菌性尿道炎、尿路感染及急性附睾炎，也是前列腺感染的重要来源。

如果男性确诊细菌性前列腺炎，一定要仔细寻找感染来源，才能减少再次感染的风险。

（陈　刚　金小翔　重庆医科大学附属第一医院）

5 频繁自慰会导致前列腺炎吗?

问题:

我今年 23 岁，单身，平时有生理需求都通过自慰解决，每周 3~5 次，听说过高频率的自慰会导致慢性前列腺炎，我感到很害怕，请问这是真的吗?

回答:

慢性前列腺炎的病因有很多，过度自慰是其中之一。过高频率的自慰的确会让前列腺处于慢性充血的状态，进而导致慢性前列腺炎，但正常频率的自慰可以调节男性的心身健康，缓解性压力和性欲望，禁欲反而会导致腺体排通不畅，从而诱发前列腺炎。

《医宗必读》记载:“心动于欲，肾伤于色，或强忍房事，或多服淫秽方，败精流溢，乃为白浊。”由此可见，过高频率的自慰或禁欲都是慢性前列腺炎的高危因素。临床还发现，绝大部分慢性前列腺炎患者除了有明显的尿道症状外，或多或少均存在不同的心理问题（如焦虑、抑郁等），且出现失眠、头痛、头晕、健忘等症状，由此引起全身自主神经系统功能失调，加重后尿道肌肉的功能障碍，使后尿道排尿压力增大，导致尿液反流，进而加重慢性前列腺炎。

事实上，做任何事情都不要过度。针对本例患者目前的情况，建议适当调整自慰的频率，每周 1~2 次，以不影响正常的工作和生活为度；同时，调整心态，不要过于担心该病，心情要放轻松，正视自己的欲望并用科学的方法去缓解。

（陈　刚　陈　函　重庆医科大学附属第一医院）

6 网聊话题常涉及“性”会导致前列腺炎吗?

问题：

我今年 18 岁，和女朋友是在网络上认识的，已经 6 个月了，我和她相隔两地，每天都通过网络聊天软件联系，每次聊天长达 2~3 个小时，话题常涉及“性”，最近我常出现尿频及下腹部不适，感觉像前列腺炎，请问网恋也会导致前列腺炎吗?

回答：

人类的性欲是一种极其复杂的神经反射活动。两性之间谈情说爱、视觉的挑逗、身体的接触、性器官的接触等，都可作为性刺激源，通过视觉、听觉及触觉等感官反射性地刺激大脑皮质，引起皮质支配性活动的中枢和皮质下条件反射中枢兴奋，从而引起男性前列腺等性腺充血、肿胀，前列腺液分泌增加，阴茎充血勃起。如果是完整的性交活动，男性射精后前列腺的充血、肿胀消退，阴茎疲软，性腺器官恢复正常。

网恋时，两性虽然没有身体和性器官的接触，但可通过视觉和语言的挑逗刺激，引起性兴奋，使性腺充血、肿胀。如果男性每天长时间地在网络上与女朋友缠绵“做爱”，或经常寻求黄色网页的刺激，有可能导致长时间的性兴奋，造成前列腺长时间充血、肿胀，腺体间组织水肿，从而引起无菌性前列腺炎。此外，男性长时间坐在电脑前也可使前列腺长期受到机械性压迫，加重性腺的充血、肿胀，导致前列腺炎或加重前列腺炎。

前列腺炎主要引起男性会阴部疼痛，患者常伴有尿频、尿急、尿道灼热疼痛或血尿和血精等表现，严重者可发生不育和性功能障碍。青春期男性正值长身体和长知识的黄金时期，如果过度沉迷于网络聊天和“虚拟性爱”，会对心身健康造成不利影响。

通过问题中的描述，猜测咨询者可能患上了前列腺炎，建议其及时去正规医院检查和治疗，以免病情进展。

（陈　刚　金小翔　重庆医科大学附属第一医院）

7 前列腺炎与性生活频繁有关吗？

问题：

我今年 26 岁，刚结婚 3 个月，夫妻间每天都有性生活，但我最近出现尿频、尿急、下腹部不适等症状，请问是前列腺炎吗？和性生活频繁有关系吗？

回答：

本例患者的症状是慢性前列腺炎的典型表现，可能与性生活频繁有关。性生活没有节制或频繁自慰可诱发前列腺炎。临床研究表明，每月射精次数>7 次，会使慢性前列腺炎的发生风险增加 20%~50%。致病的原因可能是前列腺和盆底肌肉反复过度充血，引起下腹部及会阴部不适和疼痛，增加感染风险。相较于已婚男士，单身及离婚男性发生慢性前列腺炎的概率明显较低，可能与性刺激较少有关。但是，如果男性长期禁欲，没有规律地排精，尤其是有性刺激时过度抑制不射精，也可能导致前列腺过度充血，诱发慢性前列腺炎，引起会阴部疼痛和不适。

对于已婚或有性伴侣的男性，规律的性生活对于防治慢性前列腺炎有重要意义；对于没有性伴侣的男性，适度自慰也有利于慢性前列腺炎的预防。

（陈　刚　潘　阳　重庆医科大学附属第一医院）

8　为什么青春期男性也会患前列腺炎？

问题：

我今年 17 岁，平时有自慰的习惯，最近 2~3 个月出现尿频症状，我到小诊所就诊，被诊断为前列腺炎，请问青春期男性也会患前列腺炎吗？

回答：

根据描述的问题，咨询者有可能患了前列腺炎。

前列腺是男性生殖系统的附属性腺，一般来说，慢性前列腺炎多发生于已婚的青壮年男性，但青春期男性患前列腺炎也是可能的。不良的生活习惯可能会使青春期男性发生前列腺炎，如久坐、熬夜、不规律的自慰等。青春期男性患慢性前列腺炎，可表现为特殊的局限性症状，通常以尿频为主诉，也可伴有终末尿痛和血尿，同时可能有排尿困难，与成年男性比较，很少会有腰、腹及会阴等部位的反射性疼痛。因此，对青春期男性发现有以上症状时，要考虑慢性前列腺炎的可能。

治疗青春期男性的前列腺炎，让其养成良好的生活习惯很重要。青春期患者应该尽量避免久坐、熬夜、饮酒、不规律地自慰等不良习惯，应把主要精力放到学习上，多参加体育运动，保持心身健康。如果青春期男性有前列腺炎相关症状，可到正规医院，在专科医生的指导下治疗。

（陈 刚 文 爽 重庆医科大学附属第一医院）

9 前列腺炎会引发哪些疾病?

问题：

我今年 35 岁，近期确诊为慢性前列腺炎，请问该病会导致其他疾病吗?

回答：

本例患者关心的是慢性前列腺炎的并发症。临床上，前列腺炎可能的并发症有：①慢性精囊炎。该病是慢性前列腺炎比较常见的并发症，两者常可同时存在、互相影响，久之甚至会导致性功能障碍、血精等。②性功能障碍。该病也是慢性前列腺炎的常见并发症。③不育。慢性前列腺炎可能会导致男性不育。④尿道炎。慢性前列腺炎多合并尿道炎，尤其是由泌尿系统感染所致的前列腺炎。临床上，尿路刺激症状（如尿频、尿急、尿痛）常为慢性前列腺炎的首发症状。⑤附睾炎。前列腺炎与精囊炎同时存在，炎症可侵及附睾而引起慢性附睾炎。⑥各种类型的膀胱炎。当前列腺的慢性炎症扩散至膀胱，可引起明显的尿路刺激症状，导致各种类型的膀胱炎。⑦膀胱颈部硬化症，比较少见。⑧变态反应性疾病。慢性病灶长期潜伏于体内，成为致敏原，引起各种类型的变态反应性疾病，如关节炎、肌炎、虹膜炎、神经炎等。

如果前列腺炎患者发现相关症状，建议及时到正规医院就诊。

（陈　刚　朱芸宵　重庆医科大学附属第一医院）

10 前列腺炎会引起血精吗？

问题：

我今年35岁，结婚5年了，不久前性生活时射出了红色的精液，我患有慢性前列腺炎，请问红色的精液与前列腺炎有关系吗？会不会是癌症？对我以后的性生活有没有影响？

回答：

本例患者的症状在临床上称为血精。血精是指男性射出的精液中混有血液，或精液呈棕红色。慢性前列腺炎患者常并发血精，主要是由于前列腺腺体充血，导致血液从毛细血管中向外渗出，流入前列腺液。男性在性生活时，射精的瞬间会导致输精管强烈收缩，使前列腺的内部压力急剧变化，前列腺充血的毛细血管破裂出血，从而出现血精。除了慢性前列腺炎，其他很多疾病也可导致血精，如慢性精囊炎、前列腺结核和损伤，甚至剧烈的阴茎摩擦。

本例患者无须过度担心和焦虑，部分血精可能会自行缓解，但如果血精反复多次出现，且持续时间超过 1 个月，则应去正规医院完善超声或磁共振成像等检查，进一步明确血精的原因，并进行相应治疗。

目前，前列腺癌引起血精的情况比较少见。对于本例患者，从年龄考虑，患前列腺癌的可能性比较小。必要时，患者可以做前列腺癌特异性抗原或磁共振成像等检查，以明确诊断。

本例患者只要平时注意规律性生活，保持外生殖器的局部清洁，增强免疫力，避免大量饮酒及辛辣食物的摄入，进行积极的治疗，血精症状缓解后一般不会对性生活造成明显影响。

（陈　刚　潘　阳　重庆医科大学附属第一医院）

11 前列腺炎会造成勃起功能障碍吗?

问题:

我今年 37 岁，之前被诊断为慢性前列腺炎，最近性生活时阴茎不能勃起，且情况越来越糟，心情十分低落，请问前列腺炎会造成勃起功能障碍吗?

回答:

男性的性生活包括性欲、阴茎勃起、性交、性高潮、射精 5 个阶段。慢性前列腺炎的症状与患者的性功能指标和生活质量密切相关。其中，勃起功能障碍是慢性前列腺炎常见的并发症。本例患者的情况应该属于勃起功能障碍。

目前，慢性前列腺炎造成勃起功能障碍的机制尚不十分明确，可能有前列腺本身的问题、情绪的问题及激素的问题。有学者认为，慢性前列腺炎引起勃起功能障碍，心理因素占比很大。慢性前列腺炎患者在发病过程中，性欲减退比较常见，性欲减退加重了患者的思想负担和忧虑，造成精神紧张、情绪低落，甚至萎靡不振，进而导致不同程度的勃起功能障碍，使患者恐惧性交，且患者在治疗过程中因经济负担和精神压力较重，时间久了也容易引发继发性勃起功能障碍。当患者出现精神心理异常和自主神经功能失调时，可引起失眠、食欲缺乏、消化不良、乏力等多种身体异常，从而进一步加重勃起功能障碍。这是一个恶性循环，使患者丧失自信、生活质量大大下降。

建议本例患者不仅要治疗慢性前列腺炎，也要对存在的心理问题进行干预。对患者进行早期的心理疏导，可避免不良情绪的积累、增强自信心。一旦患者发现症状有所改善，良性循环替代恶性循环，情况就会越来越好。

（陈　刚　金小翔　重庆医科大学附属第一医院）

12 前列腺炎会导致性欲减退和早泄吗?

问题：

我今年 35 岁，患前列腺炎好多年了，最近 3 个月对性生活没有兴趣，性交时很快就射精了，妻子觉得我有问题，请问前列腺炎会导致性欲减退和早泄吗? 我该怎么办?

回答：

相关研究表明，慢性前列腺炎患者可以出现不同程度、不同形式的性功能障碍，其中就包括性快感降低甚至缺失，以及早泄。事实上，慢性前列腺炎不会直接对男性的性功能造成损害，而是通过炎症性充血、肿胀和较大的精神心理压力等间接影响男性的性功能。

前列腺炎患者在疾病早期，较常见和明显的症状为性欲减退，其可作为前列腺炎的首发症状。此时，患者可因为性欲受到影响而出现精神紧张、顾虑重重、情绪低落、萎靡不振。

随着时间的推移，前列腺长期受炎症刺激，导致腺体充血或萎缩，对射精管造成持续性刺激，进而导致局部对性冲动和性刺激特别敏感，容易产生性反应而出现早泄或射精过快。长此以往，可使射精管和射精的神经反射系统疲劳和不敏感，患者的性冲动、射精阈值均可能降低，即使遇到较弱的性刺激，都会很快诱发射精，使男性早早地“鸣金收兵”。

与此同时，前列腺炎会过度刺激前列腺的内部神经组织，使前列腺的兴奋性降低；前列腺长时间充血、水肿，可影响射精能力和射精时间，导致自主神经功能失调和性心理出现异常。此外，长期的慢性炎症刺激，使人体的高级神经中枢得不到适当的休息和功能调整，导致失眠、多梦、体质虚弱等，使男性的性快感“大打折扣”，甚至消失。

由此可见，前列腺炎患者在治疗疾病的同时，也要保持乐观的心理，调整好自己的心态，必要时做心理咨询。无论是从理论上还是从临床实践上讲，有效治疗前列腺炎对多数患者的局部疼痛、排尿异常、自主神经功能失调、性心理异常等情况有明显的改善作用。随着前列腺炎的治愈，多数患者各种形式的性功能障碍也会获得不同程度的改善，包括性感受。因此，每例患者都要对自己充满信心，调整好自己的状态，进行正规治疗。

（陈　刚　陈华林　重庆医科大学附属第一医院）

13 前列腺炎会影响男性的生育能力吗？

问题：

我今年30岁，患慢性前列腺炎2年多了，和妻子备孕了很久也没成功，请问和前列腺炎有关系吗？我该怎么办？

回答：

目前，男性不育的原因尚不完全明确，影响因素有很多，也很复杂，但有研究表明，慢性前列腺炎确实对男性的生育能力有一定影响，可能有3个方面。

（1）慢性前列腺炎会降低患者精液中精子的数量，且会增加精液的黏稠度，进而导致不育。

（2）慢性前列腺炎可能通过炎症细胞来影响精子质量，导致部分精子畸形，使精子正常的生理功能受到影响，进而导致不育。

（3）自身免疫系统可能参与不育，即慢性前列腺炎通过自身免疫反应产生一定抗体，进而导致不育。

慢性前列腺炎可能会对男性的生育能力造成一定影响，故本例患者可以考虑对慢性前列腺炎进行治疗。本例患者可以保持规律的性生活，不要过于频繁，也不要禁欲；保持外生殖器的卫生；生活规律，起居有常，坚持适当的体育锻炼，如打太极拳、短跑或饭后散步等，以改善血液循环，有利于局部炎症的吸收，增强机体的内在抵抗力和免疫力。一般说来，如果男性是由慢性前列腺炎导致的不育，在改善症状后可能会出现转机，但长时间仍然不育，就要考虑由其他原因所致，应去生殖医学科做全面的检查。

（陈　刚　冷小平　重庆医科大学附属第一医院）

14　前列腺炎会传染给妻子吗？

问题：

我患了前列腺炎，请问还能跟妻子过性生活吗？会不会传染给妻子？

回答：

这个问题不能一概而论，与前列腺炎的类型有关。

临床上，绝大多数慢性前列腺炎都是查不出致病菌的，多属于非细菌性前列腺炎，不会传染给妻子。即使慢性前列腺炎患者查出细菌感染，也有很多属于非特异性细菌性前列腺炎，由于女性的阴道有较强的抵抗外来细菌感染的能力，因而患者也不必顾虑妻子会被传染。只有特异性前列腺炎（由结核分枝杆菌、真菌、淋球菌、支原体、衣原体等病原体引起）具有一定传染性，患者应及时就诊。

综上所述，慢性前列腺炎一般很少会传染给性伴侣，但患者还是应尽早就医，查清所患前列腺炎的类型，遵医嘱进行治疗，康复后再过性生活。

在实际生活中，慢性前列腺炎患者与妻子常会表现出 2 种比较极端的情况：一种为毫不在乎，夫妻恩爱，有难同当；另一种为过分介意，敬而远之，再不沾边。其实，这 2 种态度都不恰当。前一种情况应改为夫妻恩爱，积极治病，共同健康；后一种情况应改为互相关心，妻子督促丈夫治病，并在性生活上给予配合。禁欲对慢性前列腺炎的治疗是有阻碍的，明智的妻子在丈夫治疗疾病期间应配合其使用避孕套隔开体液进行性生活，一般不会受其传染，万一有极少数细菌不慎进入阴道，也因阴道有良好的抑菌自洁作用，一般不会受其传染。

（陈　刚　金小翔　重庆医科大学附属第一医院）

15 确诊前列腺炎要做哪些检查?

问题:

我今年 34 岁，出现尿频、尿急等症状 6 个月了，听说可能是前列腺炎导致的，请问诊断前列腺炎需要做哪些检查?

回答:

前列腺炎是一种让患者比较苦恼的疾病，其临床症状较多，主要包括尿频、尿急，肛周及腰骶部胀痛，部分患者可能合并性功能障碍。上述症状对前列腺炎的诊断具有重要意义，但为了进一步确诊，患者还需要完善必要的体格检查和辅助检查。

体格检查主要是指前列腺直肠指检。因为前列腺紧贴着直肠的前壁，手指从肛门进入后很容易触摸到，故前列腺直肠指检是临床诊断前列腺疾病的常用检查手段。这种不借助医疗设备的检查方法有其无可替代的优点，可以明确前列腺的大小、硬度、温度、表面是否光滑、有无结节、有无波动感（如是否形成脓肿）及有无触痛等，对前列腺疾病的鉴别诊断有重要意义。

辅助检查主要包括前列腺液常规检查、前列腺液病原体的定位培养及药物敏感试验（简称药敏试验）等。慢性前列腺炎的细胞学检查是实验室诊断的常用方法，主要通过检查卵磷脂小体、红细胞、白细胞或脓细胞的数量来判断前列腺是否发生炎症及炎症的程度，协助对前列腺炎进行临床诊断。前列腺液病原体的定位培养（即细菌培养）和药敏试验的结果会直接影响临床治疗的效果，这是临床医生选择抗生素的重要依据。对于一些特殊类型或不典型慢性前列腺炎患者的诊断、判定慢性前列腺炎患者疾病的严重程度、可能存在的并发症或伴发疾病及进行鉴别诊断，医生还应进行其他必要的检查，如精液分析、前列腺液免疫功能和微量元素分析、超声、X 线片、造影等。

（陈　刚　冷小平　重庆医科大学附属第一医院）

16 药敏试验和病原微生物检查的检测目的是什么?

问题：

我今年 28 岁，出现尿频、尿急、下腹部不适等症状已经 2 个月了，医生怀疑我患有前列腺炎，让我做药敏试验和病原微生物（衣原体、支原体）检查，请问这 2 项检查到底是检测什么?

回答：

慢性前列腺炎由于患病部位特殊的解剖因素，药物治疗效果欠佳。此外，随着各类免疫制剂和抗生素广泛运用于临床，导致致病病原体出现耐药，故常规使用抗生素可能无法取得满意的效果。因此，专科医生一般通过病原微生物检查和前列腺特异性抗原检测来进行诊断，帮助选择合适的抗生素进行治疗。

前列腺炎的致病病原体除了普通细菌外，可能还有衣原体、支原体等微生物，它们是一类主要寄居在人体泌尿生殖系统上皮细胞内的原核细胞微生物，在泌尿生殖系统炎症的发展过程中起重要作用。在感染初期，患者尿道口偶见少量透明液体，随着疾病进展，可自尿道口向前列腺、精囊、附睾等蔓延，衣原体、支原体黏附于泌尿生殖系统上皮细胞，分解细胞膜上的卵磷脂，进而导致炎症反应。有研究表明，泌尿生殖系统炎症患者的衣原体、支原体阳性率远高于非炎症者，这一结果提示此类微生物的感染与男性泌尿生殖系统炎症密切相关。

综上所述，完善药敏试验和病原微生物（衣原体、支原体）检查能协助前列腺炎的诊断及治疗。

（陈　刚　熊超王　重庆医科大学附属第一医院）

17 前列腺液检查为什么要反复做？

问题：

我患慢性前列腺炎多年，到医院复诊时医生让我再次做前列腺液检查，请问该检查有必要反复做吗？

回答：

首先，在取前列腺液时，由于按摩的部位不同，获得的结果也可能不同。也就是说，若医务人员按摩到的是发炎的腺管，获取的前列腺液就可以反映出炎症；若没按摩到发炎的腺管，获取的前列腺液就反映不出炎症。

其次，医务人员收集到的前列腺液标本一般也就 2~3 滴，不能完全反映出男性整个前列腺的真实情况。并且，由于男性的尿道较长，尿道腔还有一定容积，按摩时前列腺液存留于尿道段的量也不少，故医务人员按摩前列腺时先后顺序不同，按摩出的前列腺液的炎症表现也不同。因此，医生在判断前列腺炎的治疗效果时，不能仅从一次的化验结果就做出判断，而应让患者多做几次前列腺液检查。一般情况下，患者前列腺液检查 3 次以上结果正常，才可视为痊愈。

此外，根据病情，必要时患者还需要做前列腺液培养，故也需要反复做前列腺液检查。

（陈　刚　潘　阳　重庆医科大学附属第一医院）

18 尿道口常流出白色液体，是性传播疾病导致的吗?

问题：

我今年 25 岁，没有不洁性生活史，平时也不自慰，最近 1 个月早晨排尿时发现尿道口经常有少量白色液体流出，请问是不是性传播疾病?

回答：

这种情况可能是前列腺炎的一种表现，临床称为尿滴白。

尿滴白多出现于年轻男性。由于年轻男性体内的雄激素水平较高，前列腺液的分泌量较多，排尿时由于前列腺平滑肌被动收缩，很容易造成前列腺液溢出。尤其是在夜间，由于年轻男性的阴茎持续被动勃起，更刺激前列腺液分泌，导致晨起排尿时出现尿滴白。

正常男性偶尔也可出现尿滴白，但大多数情况下，尿滴白是慢性前列腺炎的首发症状。专科医生要综合个体的其他症状来判断其是否患有前列腺炎。若男性没有其他症状，只是尿滴白且无疼痛，也应重视，去正规医院就诊并及早治疗，防止病情进展。

此外，尿滴白需要和“润滑液”区分开。当男性受到肉体或心理的性刺激时，尿道口往往会流出一滴或几滴清亮的分泌液，这既不是精液，也不是前列腺液，而是人体一种正常的生理反应，流出的是尿道旁腺分泌物。阴茎中分布着一种称为尿道旁腺的腺体，当性兴奋导致阴茎勃起时，充血的阴茎海绵体就会压迫尿道旁腺，使其分泌物流出尿道口，起到润滑阴茎头、为性生活做准备的作用，但也不能排除尿道炎的可能，男性应进一步完善检查方可明确。

（陈 刚 陈 函 重庆医科大学附属第一医院）

19 为什么一个人会同时患前列腺炎和前列腺增生？

问题：

我今年60岁，出现排尿困难、尿频2年多了，一直按前列腺增生在治疗，但最近出现了下腹部及肛周胀痛，检查后确诊为前列腺炎，请问我为何会同时患上2种前列腺疾病？

回答：

慢性前列腺炎是青壮年男性的常见疾病，而前列腺增生是中老年男性的常见疾病，但在某些情况下，这 2 种疾病可以同时发生在一个人身上，从而使患者的病情变得更加复杂、难治。

前列腺同时发生增生和炎症多见于中老年男性。当中老年男性发生前列腺增生时，不但前列腺腺管内的液体不能顺利排出，膀胱内的尿液还可以反流入压力较低的前列腺腺管，甚至还会反流入精囊，由于这种反流的尿液往往是长时间留在膀胱内的残余尿，导致细菌感染的可能性很大，故可能会导致前列腺炎。此时，前列腺就会出现增生和炎症并存的情况。从因果关系分析，绝大多数患者先有前列腺增生，之后继发或合并前列腺炎。

临床研究表明，尽管前列腺增生和前列腺炎可同时存在，但两者还是有先后和主次之分的，多数情况下是前列腺增生起主导作用。临床上，一旦增生的前列腺发生炎症，就会给前列腺增生的非手术治疗带来很大困难，此类患者尽管进行了长期的药物治疗，却往往收效甚微，因为绝大多数药物都需要通过血液循环才能进入前列腺组织中。在患者体内，前列腺增大、尿道狭窄、腺管阻塞、尿液反流、血供减少等不利因素相互作用，使前列腺增生和炎症互为因果，形成恶性循环，从而使病情变得日益复杂和严重。

在这种情况下，医生必须采取措施阻断这种恶性循环，一般采用“双管齐下”的办法，既要抑制前列腺增生，又要控制前列腺炎，可选用一些促进前列腺瘢痕软化和改善前列腺局部血液循环的药物。因为前列腺增生和前列腺炎均是比较难治的慢性疾病，患者应该有长期治疗的思想准备。对于前列腺增生，必要时患者需要手术治疗。

（陈　刚　陈华林　重庆医科大学附属第一医院）

20 前列腺炎患者在生活中需要注意什么？

问题：

我患了前列腺炎，请问在平时的生活中需要注意什么？

回答：

前列腺炎与患者的生活习惯有很大关系，患者在日常生活中有很多注意事项，具体如下。

（1）忌辛辣刺激的食物及烟、酒：进食过多辛辣刺激的食物及吸烟、饮酒可引起慢性前列腺炎。

（2）避免久坐：久坐和憋尿一样，极易使患者的局部血液循环不畅，代谢产物堆积，故建议患者工作一段时间后便站起来活动几分钟。

(3) 避免不规律的性生活：过度的性生活及频繁的自慰会使男性的前列腺长期处于充血状态，从而诱发前列腺炎。另外，性生活时前列腺充血、腺液分泌，此时男性如果突然中断性生活，会使前列腺液淤滞、前列腺充血，引起炎症，但性生活也不可过少，前列腺液是精液的主要成分，男性长时间不排精会导致前列腺液淤滞，引起及加重前列腺炎。因此，适度和规律的性生活很重要。

(4) 避免会阴部潮湿和不卫生：男性应养成经常清洗会阴部的好习惯，保持会阴部清洁、干燥，防止逆行感染，可减少前列腺炎的发生或加重。

(5) 避免讳疾忌医：如果男性有前列腺炎的症状，应及时到正规医院诊治，听从专科医生的建议，同时及时、彻底地治疗尿道炎、膀胱炎及附睾炎等相关泌尿系统疾病，可减少或防治前列腺炎。

(6) 避免不洁性交：男性应避免因不洁性交导致性传播疾病引起的特殊类型前列腺炎。

(7) 避免生活或工作压力过大：男性应放松心情，前列腺炎是一种慢性疾病，经正规治疗可极大改善，且放松心情后身体的免疫力也会增强。

（陈 刚 朱芸宵 重庆医科大学附属第一医院）

21 慢性前列腺炎患者有哪些饮食禁忌?

问题:

请问慢性前列腺炎患者有哪些饮食禁忌?

回答:

慢性前列腺炎的一个病因是前列腺长期反复充血。为此，在预防和治疗慢性前列腺炎时，患者应充分重视可能引起或增加前列腺充血的因素，其中就有饮食禁忌，如忌酒、忌辛辣刺激的食物和咖啡等。

酒是一种有血管扩张作用的饮品，平时人们经常看到的“一喝酒就脸红”现象就是乙醇（酒精）扩张面部血管的结果。同样，酒精也能扩张前列腺内的血管，导致前列腺充血。现在的一些年轻男性因为长期饮酒，甚至酗酒，导致慢性前列腺炎迁延不愈，且即使治愈也非常容易复发。

辛辣刺激的食物（如大葱、生蒜、辣椒、胡椒等）会导致血管扩张和器官充血，一些慢性前列腺炎患者有喜食辛辣刺激食物的习惯，常在病情较重时能够节制，但病情缓解时又恢复，这也是前列腺炎迁延不愈的重要原因。

不少人把咖啡当作一种提神的饮品，但咖啡里的咖啡因具有非常强的利尿作用，过量饮用咖啡会导致尿频、尿急、小腹疼痛，进而诱发前列腺炎。

综上所述，为避免前列腺长期、反复慢性充血，男性必须忌酒、辛辣刺激的食物及咖啡等。慢性前列腺炎患者一定要克服这些不良嗜好，尤其在疾病的缓解期更应注意持之以恒，以免因一时的放纵而加重病情，导致长期的痛苦。

（陈　刚　冷小平　重庆医科大学附属第一医院）

22　前列腺炎患者需要禁欲吗？

问题：

听说患了前列腺炎必须禁欲，请问这种说法对不对？

回答：

这种说法是不对的。前列腺的主要功能是分泌前列腺液，据文献显示，前列腺每天会分泌 0.5~2.0 ml 前列腺液，而前列腺液是精液的重要组成部分，占精液量的 1/10~1/3，其与精囊液一起构成精子生存的内环境，有利于精子活动，使精子容易穿过子宫颈黏液栓及卵子的胶状腺，有利于卵子受精。

中医学一直强调人类要顺应自然规律，前列腺既然是一个分泌器官，每天产生的前列腺液就得按时排出。如果前列腺液没有及时排出会怎么样呢?《吕氏春秋·尽数》曰："流水不腐，户枢不蠹，动也。"打个比方，前列腺的腺管犹如家里的水管一样，水管中天天有水流经过，不容易生锈，也不会产生沉淀，从而能长期保持通畅；反之，如果水管中长时间没有水流经过，很容易发生生锈、沉淀，甚至堵塞。同样的道理，如果男性长时间没有排精，前列腺产生的前列腺液淤积在前列腺腺管内，时间一长就会产生沉淀，导致腺管堵塞，前列腺液就会排泄不畅。并且，前列腺液是不停产生的，前列腺液排泄不畅会引起前列腺内的压力增大，导致男性出现胀痛等不适。同时，前列腺腺管内的压力增大，细菌在其中大量繁殖，产生的毒素又不能正常排出体外，会加重前列腺炎的症状。此外，前列腺液长期排泄不畅，前列腺细胞就会充血、水肿，使前列腺的体积增大，会导致排尿不畅、尿后滴沥、尿频、尿急等排尿刺激症状，而这些恰恰都是前列腺炎的临床表现。因此，建议前列腺炎患者不但不要禁欲，还要有规律地进行性生活。一般中青年男性每周过 2~3 次性生活比较合适。

（袁轶峰　湖南中医药大学第一附属医院）

23 慢性前列腺炎能治愈吗?

问题:

我今年 30 岁，患慢性前列腺炎 3 年多了，一直进行规律的治疗，平时生活中也比较注意，请问该病能治愈吗?

回答:

很多慢性前列腺炎患者都比较关注这个问题。所谓慢性，意思就是说炎症持续的时间比较长，但慢性不等于不能治愈。

临床上，一些男性患了慢性前列腺炎后并未接受正规、系统的治疗却自行痊愈，这主要是因为前列腺液具有一定的抗菌作用，再加上前列腺液自身规律的引流，使这部分患者自行痊愈。但绝大部分慢性前列腺炎患者即使经过相当长的一段时间治疗，效果仍不理想，这部分患者在治疗时应注意：①树立战胜疾病的信心，慢性前列腺炎并不是不治之症，只是病程较长且容易复发，只要进行综合治疗还是可以治愈的。②注意生活起居，养成良好的生活习惯。防止过分疲劳，预防感冒；禁烟、酒，忌食辛辣刺激的食物；不长时间骑自行车，不坐在潮湿之地；规律进行性生活，既不要过度，也不要禁欲。③发展兴趣爱好，适当进行体育锻炼，以转移对慢性前列腺炎的心理负担，消除焦虑，防止产生精神症状。患者只要注意以上事项，并与医生密切配合，采用合理的治疗方式，病情可以得到明显缓解。

（陈　刚　金小翔　重庆医科大学附属第一医院）

24 对于慢性前列腺炎，是选择中医治疗好还是西医治疗好？

问题：

我患有慢性前列腺炎，治疗多年了，症状却时好时坏，请问中医治疗和西医治疗哪个效果更好?

回答：

中医和西医是我国两大主流医学体系，各有其优缺点，治疗不同的疾病采用不同的方法。

对于前列腺炎，中医治疗的优势在于可以制订针对每例患者的治疗方案，重视调整患者体内环境的平衡和解除各种症状。例如，中医认为急性细菌性前列腺炎的临床表现属于“热淋”的范畴，临床上将其分为湿热下注型和热毒壅盛型，治疗原则为泻火解毒，使用八正散加减、龙胆泻肝汤加减、苓薏败酱汤、铁军汤等方剂治疗，且可结合中药灌肠处理。慢性前列腺炎在中医中属于“白浊”“精浊”等范畴。中医学认为，该病是由“下焦湿热”“气化失调”引起的，根据辨证论治可分为湿热下注型、气滞血瘀型、寒湿凝滞型、肝肾阴虚型及脾肾阳虚型，可通过清利湿热、活血通淋、行气活血、祛瘀止痛、温阳暖肝及健脾化湿等方式治疗。患者在中医治疗后可获得不同程度的恢复，但中医治疗的缺点在于对致病菌的杀灭作用不如西医治疗。

西医建立在科学实验的基础上，对于各种检验、检查结果，医患双方都可以看到，甚至都能看懂，非常直观，也便于医患沟通。西医治疗的优势在于针对致病菌进行治疗，可以快速、有效地消灭导致炎症的细菌。过去，一些抗生素难以通过前列腺包膜，导致其不能在前列腺内达到有效的药物浓度，故慢性细菌性前列腺炎的治疗非常困难，但随着新药的研发，特别是新一代喹诺酮类抗生素的问世，这一问题已经得到明显改善。然而，临床上慢性细菌性前列腺炎的疗效并没有大幅度提高，有一些患者治疗后虽然检查结果显示正常，但症状并没有得到明显改善。

临床研究的结果表明，中西医结合治疗前列腺炎可提高其治愈率并减少复发，同时还能明显改善症状。故笔者认为，中医、西医治疗前列腺炎各有其优点，中西医结合治疗前列腺炎可能是最佳的选择。

（陈　刚　朱芸宵　重庆医科大学附属第一医院）

25 慢性前列腺炎需要治疗多长时间？

问题：

听说慢性前列腺炎难治，请问一般情况下该病要治疗多久？

回答：

笔者在临床工作中经常看到一些男性在确诊慢性前列腺炎后十分紧张，精神压力很大，到处求医，采取了不少方法治疗，也服用了各种药物，但仍未治愈，变得十分沮丧。因此，许多患者会咨询慢性前列腺炎的治疗时长，但这个问题很难回答，原因包括：①慢性前列腺炎是一种慢性疾病，由于病因尚不十分明确，故很难做到有针对性的治疗，致使疗程很长。②由于前列腺特殊的解剖结构，使一般的抗生素很难弥散入前列腺包膜而在前列腺内达到有效浓度，故疗效不佳。③慢性前列腺炎的发生及转归受多种因素影响，如日常生活习惯、饮食嗜好、夫妻性生活等。

以上 3 个因素决定了慢性前列腺炎的治疗需要较长时间，针对每例患者，医生应给予个体化的治疗方案，疗程也不同，一般为 1~3 个月。建议患者在专科医生的指导下治疗。

（陈　刚　熊超玉　重庆医科大学附属第一医院）

26 抗炎药对前列腺炎有效吗？

问题：

我患有前列腺炎，吃了多种抗炎药也未治愈，请问抗炎药对前列腺炎到底有没有效果?

回答：

大众所说的抗炎药其实就是抗生素。临床上，前列腺炎有多种类型，大部分患者都属于非细菌性前列腺炎，故抗生素对其往往是无效的，但对于细菌性前列腺炎，抗生素是有效的。临床上，常由于各种原因，导致抗生素不能很好地进入前列腺内部，使其疗效不佳，具体如下。

(1) 解剖因素：前列腺的位置较深，其分泌物要经前列腺腺管排入尿道，有些前列腺腺管与尿道成直角或斜行进入尿道，分泌物不易排出，尤其是男性在发生感染时，易造成腺管堵塞，因引流不畅而使炎症不易消退。另外，前列腺表面有一层脂质包膜，大多数抗生素难以透过包膜进入腺体，达到有效的抑菌浓度。

(2) 前列腺液的 pH：男性患前列腺炎时，前列腺液的 pH 会升高，使得前列腺内的药物浓度达不到有效的血药浓度，不足以消除腺体内的细菌。

（3）前列腺的抗菌因子：主要是锌，其有助于男性对抗尿道和前列腺感染。正常的前列腺液中含锌 150～1000mg/ml，有炎症时低于 150mg/ml，锌含量降低可能是细菌在前列腺内生长的先决条件。

（4）免疫力：健康男性的前列腺液内有免疫球蛋白 G 和 A，其能结合并消灭相应的抗原，具有保护作用。若患者免疫力低下，就易感染或不易治疗或易复发。

针对前列腺炎，患者往往需要进行对症治疗，而不是单纯使用抗生素，尤其是非细菌性前列腺炎。

（陈　刚　冷小平　重庆医科大学附属第一医院）

27 慢性前列腺炎需要手术吗？

问题：

街上的小广告说慢性前列腺炎需要做手术，请问真的是这样吗？

回答：

答案基本上是否定的。因为慢性前列腺炎患者多为中青年男性，手术切除前列腺可能会造成性功能损害或完全丧失。另外，由于前列腺发生炎症，腺组织与周围组织粘连，术中很容易出血且不易切除干净，其结果就是术后非但症状没有减轻，反而由于诸多不良反应导致更严重的后果，故临床上不主张慢性前列腺炎患者手术治疗，但也有个别患者由于长期的慢性炎症，造成后尿道及膀胱颈纤维化，主要表现为尿道狭窄和排尿困难，尿道镜检可见后尿道和膀胱颈黏膜充血，有小溃疡和肉芽组织增生，这种情况可采用经尿道前列腺电切术以切除前列腺的瘢痕组织，有利于残余腺体的引流，对改善排尿症状有一定效果。然而，由于前列腺周围区域常有大量感染灶和微结石，故很难达到手术目的。另外，也有研究报道，采用前列腺被膜十字切开术治疗慢性前列腺炎可减轻被膜对腺体的压迫，使硬化的膀胱颈和受压的尿道得到充分减压，从而消除症状，但医生要下决心采用此种方法治疗慢性前列腺炎还需要做充分的论证，所以说，慢性前列腺炎患者切勿轻信小广告，应到正规医院进行诊治。

（陈　刚　文　爽　重庆医科大学附属第一医院）

28 慢性前列腺炎有哪些物理治疗方法?

问题:

我患有慢性前列腺炎，听病友说做物理治疗（以下简称“理疗”）可恢复得更快，请问目前有哪些理疗方法可以治疗慢性前列腺炎?

回答:

理疗是用声、光、电、磁、温度等物理因素，对人体的组织、器官和致病因素产生作用，调节机体功能，以达到治疗和康复的目的。许多理疗方法都可以用于治疗慢性前列腺炎。

（1）热水坐浴疗法：是一种合适家庭应用的简易理疗方法。患者买一个浴盆或洗脚盆，加入42~43℃的热水，坐浴在盆中，热水应没过会阴部，每天1~2次，每次15~30分钟，坚持1个月以上。

（2）超声波疗法：是一种正常人无法听到的频率超过20 000 Hz的声波。超声波作用于人体的病灶可以促进局部血液循环、加强新陈代谢和组织修复，还可以产生机械振动和热量，具有抗感染和镇痛的作用。

（3）直流电药物导入疗法：是根据直流电场内同性电荷相

斥、异性电荷相吸的原理，使药物离子通过完整的皮肤或黏膜导入人体内，以减轻临床症状。

（4）微波疗法：是一种频率更高的高频电流，较短波和超短波有更强的穿透力，有可能杀灭前列腺深部的细菌。医生在给患者做微波治疗时应注意保护其睾丸不受照射，以免因高温妨碍精子产生。对于未婚或已婚未育的患者，不宜采用微波治疗。

（5）短波或超短波疗法：是一种频率很高的高频电流，具有较强的穿透力和杀菌能力。治疗时，医生在患者的臀部和下腹部各放一块电极板，短波或超短波通过电极板射向前列腺，以起到治疗作用。

（6）磁穴疗法：将表面磁场为1300~1500 Gs（磁感应强度单位）的圆形磁片直接贴敷在穴位上，主穴为有关元、中极、三阴交，配穴有会阴、足三里等，利用磁场的力量理疗。

（7）机械振动疗法：将特制的探头插入直肠5~6 cm，通电产生振动，具有按摩的作用。

（8）激光疗法：用激光器对会阴部穴位进行照射。

总之，治疗慢性前列腺炎的理疗方法较多，大多数仅可起到辅助治疗作用，单靠理疗效果较差。慢性前列腺炎患者最好在药物治疗的前提下，根据就诊医院的设备情况，由医生酌情选择一种理疗方法配合治疗，并且要在医生的指导下进行。

（陈　刚　陈华林　重庆医科大学附属第一医院）

29 为什么前列腺炎容易反复发作？

问题：

我患前列腺炎后服用过各种口服药物，服药期间症状有所好转，但停药后症状又加重了，请问为什么该病总是反复发作？

回答：

前列腺炎是一种慢性疾病，病因很复杂，目前业内对该病的研究尚不透彻，导致治疗效果欠佳、治愈率不高、容易反复发作。目前的研究报道，导致前列腺炎反复发作的主要因素可能有以下 2 个。

（1）解剖因素：①前列腺的位置较深，分泌物需要通过前列腺腺管进入尿道，然后排出体外。前列腺组织可分为中心区和外围区，中心区的前列腺腺管与射精管平行进入尿道，分泌物容易排出，该区发生炎症相对容易痊愈。②前列腺内的局灶性炎症诊断困难，且常因病变伴有腺窝瘢痕包绕而缺少血管，是药物治疗效果不佳的原因之一。③前列腺和尿道因为炎症导致不相通和引流不通畅，进而引起炎症不易消退。

（2）生理病理因素：①前列腺表面有一层脂质包膜，大多数抗生素难以穿透这层包膜进入前列腺体而发挥治疗作用。②病变及其周围硬化，不利于药物的扩散。③目前，前列腺炎的病因尚未完全明确，预防和治疗均有困难。④年轻男性的性欲较强，而性冲动越频繁，越容易引起前列腺反复充血。⑤未婚青年男性没有规律的性生活，可导致前列腺液难以规律引流，产生淤滞、炎症。

前列腺炎患者应在日常生活中保持良好的生活习惯、合理饮食，治疗过程较长，患者要积极配合医生，以减少复发的可能性。

（陈　刚　冷小平　重庆医科大学附属第一医院）

30　前列腺炎如此高发，有办法预防吗？

问题：

我今年 25 岁，身边有不少亲朋好友患有前列腺炎，听说男性患前列腺炎的概率很高，请问该如何预防？

回答：

想要预防前列腺炎，良好的生活习惯非常重要，男性在生活中可注意以下 5 点。

（1）多食用富含锌和天然抗氧化剂的食物：微量元素锌可以

增强前列腺的抗感染能力，男性应多摄入。据报道，海产品、瘦肉、粗粮、豆类、白瓜子、花生仁及芝麻等都含有大量的锌。此外，天然抗氧化剂对前列腺具有保护作用，男性还应多摄入坚果、植物油、新鲜的蔬菜和水果等，以补充各种天然抗氧化剂。

（2）注意保暖：男性应做好保暖，可以减少肌肉、组织的收缩，使前列腺的充血、水肿状态得到恢复。同时，会阴部温度适宜可减少细菌感染的发生率。

（3）勤锻炼：男性应做加强腹部、大腿和臀部肌肉的运动，可以使前列腺得到按摩，促进前列腺的自我调节。网络上有一些正规的前列腺保健操，对前列腺炎的症状有一定改善作用。

（4）多饮水：饮水量的减少必然使男性的尿液浓缩，排尿次数减少，尿液内的有害物质残留在体内，尿液反流进入前列腺，引发炎症。男性每天饮用 2L 以上的水就可以充分清洗尿道，对前列腺起保护作用。多排尿对肾也十分有益，能防止泌尿系统形成结石。为避免夜间因频繁起夜而影响休息，男性可在夜晚减少饮水量，在白天增加饮水量。

（5）保持良好的排尿习惯：憋尿会让膀胱过度充盈，压迫前列腺，尤其对于前列腺患者来说，憋尿易造成尿液经前列腺管开口反流而引起化学性前列腺炎、经射精管口反流而引起附睾炎，给肾、输尿管等高位脏器带来危害，引起肾积水及肾损害。此外，憋尿还会造成逼尿肌松弛而导致排尿困难和尿潴留。

（陈　刚　潘　阳　重庆医科大学附属第一医院）

31 前列腺炎在冬季易复发，该如何预防？

问题：

我今年 48 岁，患前列腺炎多年，一到冬天该病就会复发，请问在冬天我该如何预防该病复发？

回答：

冬季是前列腺炎的好发季节。这是因为低温会刺激前列腺组织，使前列腺中交感神经的兴奋性增强、前列腺腺体收缩，造成慢性充血，导致尿道内压力增加，引起前列腺炎。因此，男性在冬季更应该注意保养前列腺。

有些男性在冬季喜欢赖床，不愿动弹，宁可憋尿也不愿下床，就会导致尿液在体内长时间滞留，其中的有害物质会侵害健康。并且，憋尿还会让膀胱过度充盈，压迫前列腺，加重前列腺液的淤积，导致前列腺炎发作，使患者出现尿急、夜尿次数增多、尿痛、会阴部和睾丸疼痛等症状。

锻炼腹部、大腿和臀部肌肉的运动可以使前列腺得到按摩，促进前列腺的血液循环和淋巴循环。因此，中老年男性每天慢跑或快走 20~30 分钟对前列腺有保健作用。天气寒冷时，中老年男性同样应坚持适当的体育锻炼，如打太极拳、慢跑或饭后散步等，这样可以改善血液循环，对提高免疫力、预防前列腺炎的发生很有意义。

男性应该每天多饮水，若饮水量减少，会使尿液浓缩、排尿次数减少，从而对前列腺、肾、膀胱等脏器产生不利影响。虽然在冬季男性出汗减少了，但也应该多饮水。

酒、辣椒等辛辣刺激之物对前列腺和尿道有刺激作用，可引起短暂的会阴部不适，还可引起前列腺和膀胱颈充血、水肿，造成前列腺抵抗力降低。因此，在寒冷的冬季，男性最好不要靠食辛辣的食物和饮大量的酒来取暖，宜多食粗粮、大豆制品（如豆腐等）、牛肉、羊肉、猪瘦肉、鱼、花生、芝麻、奶制品等富含锌和硒等微量元素的食物。此外，男性还应多食坚果、植物油、新鲜的蔬菜和水果，以补充各种天然抗氧化剂。

局部保暖可减少肌肉、组织收缩，使前列腺的充血、水肿状态得到恢复。保暖还可以预防感冒，许多“感冒药”会加重一些前列腺疾病的症状。

冬季许多人不愿外出，尤其是一些中老年男性更喜欢待在家里，久坐会使前列腺的负担较重，故男性在冬季应尽量避免久坐，如长时间打麻将、看电视等。

（陈　刚　文　爽　重庆医科大学附属第一医院）

第 2 章

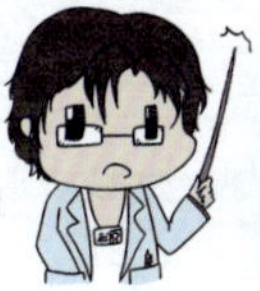

前列腺增生相关问题

32 前列腺增生的发病率有多高?

问题:

我在体检时发现前列腺增生，请问前列腺增生是怎么回事?患该病的人多吗?

回答:

目前，前列腺增生有多种名称，如前列腺肥大、良性前列腺增生、前列腺增生症等。前列腺增生是“大名”，常见于书面语，而前列腺肥大是“小名”，通俗易懂，常见于口语。医学上，前列腺增生的全称为“良性前列腺增生”，而“前列腺增生症”则用于病理学诊断。

前列腺是男性的特有器官，正常的前列腺像个板栗，深藏于男性的骨盆中，位于膀胱“出口”的下方，包绕着尿道，像士兵一样把守着尿液从膀胱排出尿道的必经之路。男性在儿童期，前列腺的生长很慢，青春期后前列腺逐渐增大，至中年期时保持稳定不变，大小为 4 cm×3 cm×2 cm。

前列腺增生主要见于 50 岁以上的中老年男性。50 岁以后，男性的前列腺易增生、肥大。肥大的前列腺若向外生长，未压迫尿道，则无排尿不适的症状；若肥大的前列腺向尿道内生长，堵塞尿道，则会导致尿频、尿急、排尿费力等症状。前列腺增生的早期症状为尿频、尿急、夜尿次数增多，发展到后期则出现排尿困难、尿失禁、尿潴留，甚至影响肾功能，导致尿毒症。因此，前列腺增生是一种严重影响患者生活质量和健康的疾病。

随着人民生活水平及医疗条件的提高，“人生七十古来稀”的时代已成为历史。2018 年的人口统计数据显示，中国人的人均寿命较过去明显延长，已高达 75 岁，而北京居首位，人均寿命为 81.35 岁，其中男性为 79.35 岁。随之而来的是前列腺增生的发病率呈快速增长的趋势：60 岁以上的男性中，50%患有此病；80 岁以上的男性中，这一比例可高达 90%。国内有学者调查了全国各地一百多家医院中近 10 万例前列腺增生患者，结果发现，近 2/3 医院的前列腺增生患者较 30 年前增加了 3 倍多，1/3 的医院增加了 1 倍以上。因此，前列腺增生已成为影响中老年男性生活质量的常见疾病。

（徐建兵　王　飞　王为服　海南省人民医院/
海南医学院附属海南医院）

33 前列腺增生有哪些症状？

问题：

我今年 65 岁，排尿时总感觉有点不舒服，听说可能是前列腺增生，请问前列腺增生有哪些症状？

回答：

前列腺增生是一种常见病、多发病，其临床表现主要有 2 类：一类是膀胱刺激症状；另一类是因增生的前列腺阻塞尿道而产生的梗阻性症状。

膀胱刺激症状主要包括尿频、尿急、夜尿次数增多及急迫性尿失禁。尿频是前列腺增生的早期信号，而夜尿次数增多更具有诊断意义。临床上，大部分老年前列腺增生患者排尿比较频繁，部分严重者甚至会出现夜尿次数明显增多，较多者一晚上可达 10 次以上，明显超过正常人的频率且严重影响睡眠。有些膀胱刺激症状明显者还会出现排尿习惯的改变，有时由于尿急来不及上厕所，还会出现尿湿裤子的情况，严重影响老年男性参与社交活动。

除了上述典型症状，有些早期前列腺增生患者的症状也可能不那么明显。这部分患者往往表现为尿道阻塞产生的梗阻性症状，如排尿费力、尿线变细及尿末滴沥。由于增生的前列腺导致尿道阻塞，患者在排尿时要使用更大的力量来克服阻力，故排尿费力；增生的前列腺将尿道压瘪，还会导致尿线变细；随着病情的发展，患者还可能出现排尿中断、尿末滴沥等症状，排完尿了总觉得未排尽。部分合并感染及结石的前列腺增生患者甚至可能会出现血尿等症状。

咨询者可根据上面描述的症状进行自我初步评定，早期症状不典型可以暂时观察，如果发现症状比较明显且典型，建议去正规医院就诊。

（徐建兵　王　飞　王为服　海南省人民医院/
海南医学院附属海南医院）

34 哪些因素可诱发或加重前列腺增生?

问题：

我患有前列腺增生，请问生活中有哪些因素会诱发或加重前列腺增生?

回答：

关于哪些因素可诱发前列腺增生，目前尚无明确答案。据报道，可能诱发或加重前列腺增生的因素主要有5个。

（1）慢性疾病反复刺激：如尿道炎、膀胱炎、精阜炎等慢性疾病反复刺激，会使前列腺组织充血而增生，并加重前列腺增生的排尿不适症状。

（2）久坐、缺乏运动：若男性久坐或缺乏运动，可能会使前列腺局部血液循环不畅，也可导致前列腺增生并加重病情。

（3）生活方式不健康：男性经常吸烟、饮酒、吃辛辣刺激的食物，可刺激前列腺组织充血，导致前列腺增生等疾病的发生。

（4）性生活不规律：男性若性生活过度或经常自慰，会导致性器官充血，前列腺组织因持久的淤血而增大、增生。此外，长期禁欲同样可使前列腺液淤积在前列腺小管及腺体中，刺激前列腺组织，诱发前列腺增生。

（5）经常受凉或感冒：可引起男性交感神经兴奋，导致尿道内压增加、前列腺腺管收缩，妨碍前列腺液的排出，产生淤积性充血，从而导致前列腺增生，并加重前列腺增生的排尿困难症状。

（徐建兵　王　飞　王为服　海南省人民医院/
海南医学院附属海南医院）

35 前列腺增生是由前列腺炎引起的吗?

问题:

我今年60岁,因排尿困难去医院就诊,被诊断为前列腺增生,请问是不是由我以前的前列腺炎引起的呢?

回答:

前列腺增生的全称为良性前列腺增生,俗称“前列腺肥大”,实际上它是因为细胞数量增多导致前列腺体积增大。男性从出生后到进入青春期前,前列腺的生长发育缓慢,进入青春期后生长速度增快,约24岁时发育到顶峰,30~45岁体积相对较恒定。随着年龄的增长,人体的大多数器官逐渐发生萎缩性改变,而前列腺却相反,出现增大的病理性改变。因此,前列腺增生在中老年男性中发病率较高。

此外,前列腺是一个雄激素效应器官,其生长需要有雄激素的刺激。如果男性失去雄激素的支持,如切除双侧睾丸,会导致细胞快速凋亡和组织萎缩。有研究报道,切除双侧睾丸的老年男性经检查发现没有人患前列腺增生。实验发现,如果切除双侧睾丸的动物还活着,就有少量但意义重大的上皮细胞保持着活力,当给切除双侧睾丸的大鼠注射雄激素时,保持活力的上皮细胞就成为前列腺再生长的基础，前列腺的生长会被再次激活。

目前一致认为，高龄和有功能的睾丸是前列腺增生发生的2个重要因素，两者缺一不可。前列腺炎虽然是一种常见病，但前列腺炎主要的发病人群是青壮年男性，而且其不会对男性体内雄激素的含量产生明显影响，即使是急性炎症引起的前列腺充血、水肿或体积增大，也不是真正意义上的前列腺增生，故前列腺增生并不是前列腺炎引起的。

（陈　刚　陈华林　重庆医科大学附属第一医院）

36 尿频为什么是前列腺增生最常见的症状?

问题：

我身边好多年龄大的男性都患有前列腺增生，症状很多且各异，但基本上都有尿频，请问这是为什么?

回答：

前列腺增生的主要症状为尿频、夜尿次数增多及排尿费力等。其中，尿频是最主要的表现，80%以上的患者都有尿频症状。为什么尿频是前列腺增生患者最常见的症状？这得从膀胱容量说起。大部分人正常的膀胱容量为400 ml左右。正常人在膀胱刚开始充盈时，可能无任何感觉；在尿量达150~250 ml时，开始出现尿意；在达到250 ml以上时，逐渐开始排尿。正常人每次排尿基本上都能将膀胱内的尿液排干净，故每次存尿150 ml以上才开始有尿意，而前列腺增生患者往往排完尿液后膀胱内有残余尿未完全排出，多的甚至达100 ml以上，那么其膀胱只要再装50 ml以上的尿液就开始尿意。

明白尿频的原因，咨询者也就容易理解为什么患前列腺增生的高龄朋友总是想排尿，但实质上每次尿量却不多。

（徐建兵　王　飞　王为服　海南省人民医院/
海南医学院附属海南医院）

37 患了前列腺增生，为什么夜尿特别频繁？

问题：

我今年60岁，平时血压、血糖都不高，但近半年来夜尿次数明显增多，有时一夜甚至达5~6次，严重影响睡眠质量，有人说我可能是前列腺的问题，请问这究竟是怎么回事？

回答：

这种情况首先考虑前列腺增生，多见于中老年男性，典型症状为尿频、尿急、尿失禁、夜尿次数增多及排尿困难。正常情况下，成人夜间排尿 0~1 次，如果夜尿次数达 2~3 次，甚至 5~6 次，就属于夜尿次数增多的范畴。

前列腺增生患者常因增生的前列腺组织压迫膀胱颈，甚至引起梗阻，在每次排尿时不能把膀胱内的尿液完全排空而造成膀胱内残余尿量增多，导致膀胱的有效容量减少，排尿时间间隔相应缩短，于是出现尿频。而夜尿次数增多是前列腺增生最早出现的症状，故夜尿次数的多少常与前列腺增生的程度呈正比。

（袁轶峰　湖南中医药大学第一附属医院）

38　前列腺增生为什么易导致排尿困难？

问题：

我已经退休好多年了，患有前列腺增生，排尿困难，请问为什么前列腺增生易导致排尿困难？

回答：

排尿困难是前列腺增生患者比较典型的临床表现。大部分前列腺增生患者在疾病初期都会明显感觉到不同程度的排尿困难，这与前列腺的位置和形态有关。

肾产生尿液，沿着输尿管排下来，存储在膀胱中，当达到一定量后就由膀胱发力将尿液从尿道排出。而前列腺作为男性的一个重要器官，其位置刚好在膀胱与尿道之间，尿道初始段从前列腺腺体内部穿过。简而言之，前列腺就是膀胱与尿道的衔接部，可以把它理解为出门的门槛，在疾病初期前列腺正常时，门槛是正常高度，人们进出门不需要太费力，而当前列腺增生后，门槛逐渐升高，人们就需要努力跨过越来越高的门槛才能出得去。排尿困难的程度会随着患者前列腺增生的程度加重而不断加重，直至最终完全不能排出，导致尿潴留。

（徐建兵　王　飞　王为服　海南省人民医院/
海南医学院附属海南医院）

39 前列腺增生严重时为什么会发生尿潴留?

问题:

我患有前列腺增生，平时排尿困难，有一次严重到突发尿潴留，请问这是怎么回事?

回答:

前列腺增生患者确实会出现尿潴留，包括急性尿潴留和慢性尿潴留。因前列腺增生引起的尿潴留，其实质是排尿困难的进一步发展。

长期排尿困难会导致膀胱内的残余尿量逐渐增多，直至大部分尿液不能正常排出体外而出现慢性尿潴留，在慢性尿潴留形成的过程中，前列腺增生患者较少出现腹痛。除了慢性尿潴留，还有部分前列腺增生患者在一些诱因的影响下突然出现不能排尿，即急性尿潴留。急性尿潴留是膀胱功能失代偿的主要表现，这些患者往往会出现难以忍受的下腹部胀痛。

在导致前列腺增生患者出现急性尿潴留的诱因中，比较常见的有服用药物不当、饮酒、受寒及过食辛辣刺激的食物等，导致前列腺充血。这部分患者在日常生活中应尽量避免服用充血性药物且适度饮酒，避免造成急性尿潴留。

当前列腺增生患者出现急性尿潴留时，应立即去医院就诊，避免长期反复出现尿潴留而引起一系列并发症。

（徐建兵　王　飞　王为服　海南省人民医院/
海南医学院附属海南医院）

40 前列腺增生患者出现漏尿，病情是好转还是加重？

问题：

我患有前列腺增生多年，以前的症状主要是排尿困难，最近却逐渐出现不由自主地漏尿，请问病情是好转还是加重？

回答：

当前列腺增生患者出现不由自主的漏尿时，并不意味着病情好转，而是病情加重。不由自主的漏尿，临床称为尿失禁。尿失禁的分类有多种，前列腺增生导致的尿失禁大多为充盈性尿失禁。可以将充盈性尿失禁简单地比作水桶满了，里面的水就自然而然地溢出来。同样的道理，膀胱内的残余尿量逐渐增多，当尿量明显多于膀胱排尿的阈值时，就会出现不由自主的漏尿。这种漏尿是一种病理状态，并不意味着患者的排尿更顺畅了，也不是病情好转了，而是表明患者累计的残余尿量已超过膀胱的容量。尿失禁也会严重影响患者的生活质量和日常出行，建议去医院及时诊治，必要时进行手术治疗。

（徐建兵　王　飞　王为服　海南省人民医院/
海南医学院附属海南医院）

41 前列腺增生患者为什么会出现血尿?

问题:

我患有前列腺增生多年，最近出现了血尿，且出血量较大，医生说我的血尿与前列腺增生有关，请问这究竟是怎么回事?

回答:

前列腺增生患者的典型症状为排尿困难和尿频，部分患者可出现血尿，情况轻者可能只表现为镜下血尿，稍重者表现为肉眼血尿，严重者甚至排出很多血块，血块可堵住尿道，引发尿潴留。

前列腺增生患者出现血尿的原因主要有 2 种，一种是疾病本身导致的血尿，另一种则为并发症（如炎症、结石等）引起的血尿。

(1) 疾病本身引起的血尿：主要是因为尿道前列腺部及膀胱黏膜充血、小静脉淤血，一旦血管破裂即可表现为显微镜血尿或肉眼血尿；偶有大量血尿，使本来已有出口梗阻的排尿困难加重，膀胱内张力更大，出血越来越严重。

(2) 并发症（如炎症、结石等）引起的血尿：合并炎症的患者往往因膀胱、尿道黏膜的炎症性改变而出现血尿，而合并膀胱结石的患者则会因结石损伤膀胱表层黏膜引起血尿，这些并发症引起的出血，一般出血量不会很大。

前列腺增生患者如果出现少量血尿或镜下血尿，一般能自行停止，可以随访观察；如果出现大量血尿或合并血块，应及时就医，避免进一步形成恶性循环。

（徐建兵　王　飞　王为服　海南省人民医院/海南医学院附属海南医院）

42 前列腺增生与高血压有关系吗?

问题：

我患有高血压多年，现在又出现排尿困难、夜尿次数增多等症状，医生说我患了前列腺增生，请问我患上前列腺增生是否与高血压有关系?

回答:

过去认为，前列腺增生和高血压没有必然的关系，两者是不同的疾病，但近期国外有研究发现，在年龄为50~80岁的男性中，约90%出现不同程度的下尿路梗阻症状，60岁以上的前列腺增生患者中约25%与原发性高血压有关。国内的一项调查发现，63.9%的前列腺增生患者合并原发性高血压，占前列腺增生合并疾病的首位，提示高血压与前列腺增生的发生密切相关，且舒张压升高可能是前列腺增生发生、发展的独立危险因素。此外，许多数据表明，高血压与前列腺增生有共同的发病环节，如高胰岛素血症、血管内皮生长因子升高、交感神经活动增加、肾素-血管紧张素-醛固酮系统中多种酶活性提高。实践证明，有效控制和改善血压水平有利于预防和缓解前列腺增生引起的下尿路梗阻症状，对前列腺增生实施药物或手术干预在一定程度上又能降低血压。因此认为，前列腺增生与高血压在病理方面互为因果，相互影响。

（徐建兵　王　飞　王为服　海南省人民医院/
海南医学院附属海南医院）

43 前列腺增生与糖尿病有关系吗？

问题：

我患有糖尿病多年，最近又诊断出前列腺增生，请问这 2 种疾病是否有关系？

回答：

近期，有很多专家发现，糖尿病可能与前列腺增生有关系。

目前认为，前列腺增生的发生、发展与动脉硬化所引起的缺血、缺氧性改变存在极为密切的联系，动脉硬化引起局部组织缺血、缺氧的病理生理改变是引起前列腺增生的可能原因。高血糖可损伤前列腺小血管，造成前列腺组织缺血、缺氧，从而导致前列腺增生的发生、发展。

同时，还有专家发现，糖尿病引起的全身性血管病变可导致膀胱逼尿肌组织缺血、缺氧，造成前列腺增生患者出现排尿异常。

此外，还有一些证据支持糖尿病与前列腺增生有关系，包括：①前列腺随血糖浓度的升高而增大。②糖尿病男性患者的前列腺增生发病率约是血糖正常男性的 2 倍，血糖升高，前列腺增生的发生风险也相应增加。③糖尿病加重了前列腺增生患者的膀胱功能障碍，且加重了排尿困难等症状。④随着糖尿病病程进展，前列腺增生的病变程度也相应加重。⑤通过积极治疗合并的糖尿病，前列腺增生的症状也明显减轻。

临床认为，糖尿病与前列腺增生有密切关系。糖尿病通过影响前列腺的微血管而引起前列腺增生发生、发展，同时通过影响膀胱功能而加重前列腺增生的排尿困难等症状。建议本例患者在积极治疗前列腺增生的同时积极治疗糖尿病。

（徐建兵　王　飞　王为服　海南省人民医院/
海南医学院附属海南医院）

44 前列腺增生与超重有关系吗？

问题：

我的体重近 100 kg，生活已非常不方便，现在又出现排尿困难、夜尿次数增多等症状，医生说我患有前列腺增生，请问我的前列腺增生与超重有关系吗？

回答：

超重是指脂肪在人体内过度积聚或脂肪分布异常。超重易继发很多慢性代谢性疾病，如代谢综合征。代谢综合征是以超重、高血压、糖耐量异常或糖尿病、血脂代谢紊乱、高尿酸血症等为临床表现的综合症状。有研究发现，超重指数与前列腺体积呈正相关，也就是说，男性越超重，前列腺的体积越大。一些研究发现，超重通过脂肪组织的内分泌作用、交感神经系统亢进、性激素平衡失调、氧化应激、胰岛素抵抗及高胰岛素血症等多个环节增加前列腺增生的发生风险和发展程度，对前列腺增生的发生率有一定影响。因此认为，超重是前列腺增生的独立危险因素。同时还有研究发现，高血压、高血脂、高血糖等代谢综合征症状与前列腺增生的发生、发展关系密切。超重患者与正常人相比，腹腔压力高，通过增加腹腔静脉压诱发静脉瓣功能不全，进而导致前列腺静脉丛迂曲、淤血，最终引发前列腺病变，这可能是超重导致前列腺增生发生的另一个原因。

临床认为，超重与前列腺增生关系密切。超重易造成代谢综合征，然后代谢综合征通过多个环节导致前列腺增生的发生、发展，建议本例患者在规范治疗前列腺增生的同时积极减重。

（罗德凡　于　飞　王为服　海南省人民医院/
海南医学院附属海南医院）

45 前列腺增生与饮食习惯有关系吗?

问题:

我患有前列腺增生，请问该病与个人的饮食习惯有关系吗?

回答:

个体过多摄入高脂肪、高热量的食物，机体内的脂肪含量就会增加。一般认为，脂肪中的胆固醇是性类固醇合成的主要原料之一。据报道，脂肪的摄入量大可导致性类固醇合成增多，进而影响男性前列腺的生长，这可能是“城镇职工前列腺增生发病率高于农民”的另一个因素，也可能是50年以来我国前列腺增生从罕见病变为常见病的原因之一，还可能是前列腺增生出现低龄化的原因之一。

前列腺增生患者在饮食方面要多加注意：①不吃所谓的“发物”，如麻雀、雀蛋、羊肉、狗肉、猪头肉、鲫鱼、南瓜、韭菜、蒜苗等。②不食生冷食物，如冰激凌、冰冻饮料、冰啤酒、冰西瓜等。③不食辛辣刺激的食物，如辣椒、咖喱、芥末、胡椒等，这些食物都会使排尿困难症状加重。④特别强调一下，不要饮太多白酒，原因是过量饮酒会使前列腺充血，进而导致排尿不畅症状加重。⑤多食富含维生素的食物，对前列腺增生等前列腺疾病有积极的预防作用，尤其是维生素 D，对前列腺细胞具有保护作用。

总之，前列腺增生患者在日常饮食方面要多加控制，尽量少食辛辣、油腻及刺激的食物，多食富含维生素的食物，同时多饮水、少饮酒。

（罗德凡　王　飞　王为服　海南省人民医院/海南医学院附属海南医院）

46 前列腺增生与性生活有关系吗?

问题：

请问前列腺增生与性生活有关系吗？前列腺增生会不会影响性生活质量?

回答：

前列腺增生患者基本上都是中老年男性，这部分人群的精力大不如前，在性生活方面常力不从心。老年男性虽然身体各方面的功能均处于逐渐下降的状态，但大部分对性生活的需求往往能维持到 70 岁，部分甚至能维持到 80 岁以上。在体能和健康情况允许的前提下，适度性生活可以帮助中老年男性释放精囊腺、前列腺等生殖腺的腺液，改善腺体的淤积和充血，缓解局部炎症，甚至有改善前列腺增生相关症状的作用，但中老年男性如果性生活过频、纵欲过度，不仅会导致疲劳，还会增加心脑血管疾病的发生风险，加重上述腺体的充血，导致尿频、排尿不畅等前列腺相关症状加重。因此，中老年男性的性生活应量力而行、适度为宜。

事实上，前列腺增生本身就是任何男性到了一定年龄就会出现的一种疾病，只是不同个体的患病年龄和病情的严重程度不同而已。临床上，中老年男性要延缓前列腺增生，应该让性生活顺其自然，既不过多，也不禁欲，因为性欲和性功能的强弱，不同的个体差异很大，与遗传、体质、工作状态及家庭关系等均有很大关系，故性生活顺其自然最有利于前列腺的保健。

此外，前列腺增生常会合并前列腺炎，多数患者常表现为性心理异常，同时伴有性欲降低、性功能减退，以致性兴奋或性活动明显减少。有些患者可发生不同程度的痛性勃起和射精痛、频繁遗精、勃起功能障碍、早泄，偶尔也可能出现血精，可以通过治疗前列腺增生和前列腺炎缓解排尿不适等症状，从而改善性生活质量。

（罗德凡　王　飞　王为服　海南省人民医院/
海南医学院附属海南医院）

47 前列腺增生会癌变吗?

问题:

我患有前列腺增生多年，这几年前列腺的体积越来越大，请问前列腺增生是良性疾病吗？会不会癌变？

回答:

一般情况下，前列腺增生是不会发生癌变的。前列腺癌与前列腺增生是2种不同的疾病，它们发病的部位不同，前列腺增生大多发生于移行带的腺体，仅是细胞数量的增加，与前列腺细胞的结构无关，而前列腺癌大多发生于外周带的腺体，是前列腺细胞结构发生变化而导致的。故一般情况下，前列腺增生不会癌变。但前列腺增生和前列腺癌的表现有相似之处，还有一些患者会同时患有这2种疾病，有些患者在前列腺增生术后发现化验结果变成了前列腺癌，其实这并不是变成的，而是两者共存，临床上称这种前列腺癌为偶发癌。

也有学者持不同的观点，认为前列腺增生与前列腺癌之间有关联的学者发现，在前列腺增生患者中，前列腺癌的发病率和死亡率均较无前列腺增生者高。另一个重要的论据为，男性患前列腺增生后，其增生的组织有时会形成结节，而结节不断增生，其内部的组织细胞可能会异乎寻常地生长，这就不能排除癌变的可能，因为癌症的本质就是组织细胞无限制地生长。另外，有的学者还发现，一些前列腺增生的外层组织中存在微小的癌症病灶。

生活中，谈“癌”色变是普遍存在的一个现象。其实，癌症并不可怕，可怕的是人们没能早发现、早诊断、早治疗。如果男性怀疑有前列腺增生，可在早期行直肠指检及血清前列腺特异性抗原（PSA）测定等检查，那么前列腺癌的早期检出率就会显著提高，给后期的治疗提供了充足的时间准备。因此，即使前列腺增生可能会转变为前列腺癌，男性也不必太过担心，以现今医学技术的发展，加上早期前列腺癌患者术后依从性高等情况，进行定期随诊，多数患者的预后还是相当好的。

（杨　檬　王　飞　王为服　海南省人民医院/
海南医学院附属海南医院）

48 为什么很多前列腺增生患者会患膀胱结石?

问题：

我患有前列腺增生，检查时还发现膀胱结石，请问这两者有关系吗?

回答：

膀胱结石是前列腺增生常见的合并症之一，有相当一部分前列腺增生患者在长时间排尿困难后会出现膀胱结石，且表现为明显的排尿中断。

临床上，可从 2 个方面来分析：①从排尿困难方面来讲，不少肾和输尿管的小结石及在过饱和状态下形成的尿盐沉淀排入膀胱后，在膀胱排尿通畅时均可随尿液排出。但当患者出现排尿困难时，尿液长时间停留可使小结石及尿盐沉积于膀胱而形成膀胱结石。②部分前列腺增生患者常合并尿路感染，特别是分解尿素细菌的感染，可使尿液的 pH 升高，促使尿磷酸钙、铵及镁盐沉淀而形成膀胱结石。

综上所述，前列腺增生容易合并膀胱结石，在检查中专科医生应注意患者膀胱内的探查。另外，前列腺增生合并膀胱结石是一个比较明确的手术指征，如果前列腺增生患者确诊合并膀胱结石，建议尽快进行手术治疗，而非继续进行药物治疗。

（徐建兵　王　飞　王为服　海南省人民医院/
海南医学院附属海南医院）

49 前列腺增生后，为什么痔也跟着出现了？

问题：

我患有前列腺增生多年，患病后我又出现了痔，大便时带血，且随着排尿困难程度的增加，痔的突出程度也增加了，请问这是为什么？两者是否有联系？

回答：

痔是前列腺增生的合并症之一，前列腺增生引起下尿路梗阻症状可直接诱发痔。

为什么前列腺增生会引起痔？得从痔的本质讲起。痔的本质是直肠下段黏膜下和肛管皮肤下的静脉丛淤血、扩张及屈曲所形成的静脉团，而前列腺增生引起下尿路梗阻导致排尿费力，长期排尿费力使患者需要增加腹压才能排尿，而长时间使腹压增高则会导致盆腔部分静脉血回流障碍，从而导致痔。

对于本例患者，怀疑痔可能是由前列腺增生所致，建议住院行前列腺电切术，术后根据痔的情况决定下一步的治疗方案。如果患者在术后痔明显减轻，可定期随诊观察；如果患者在术后痔非但没有减轻反而明显加重，则建议到肛肠科诊治。

（徐建兵　王　飞　王为服　海南省人民医院/
海南医学院附属海南医院）

50 前列腺增生患者为什么易患疝气？

问题：

我最近 2 年出现尿频、尿急、排尿困难等症状，被医生诊断为前列腺增生，一直口服药物治疗，1 个月前我的右侧腹股沟区出现了一个包块，无明显疼痛，每当剧烈咳嗽、干重体力活时出现，平卧休息时消失，确诊为右侧腹股沟斜疝，医生说可能是由前列腺增生所致，请问这是怎么回事？

回答：

腹股沟疝俗称“小肠气”或“疝气”，又分为腹股沟斜疝和直疝。前列腺增生患者之所以会发生腹股沟疝，是因为腹前壁失去了应有的强度，变得薄弱了，故患者在站立时内脏（通常是小肠和大网膜）通过腹股沟区的薄弱处突出到前面，下腹部就会出现一个肿块。大部分腹股沟疝患者在平卧时疝内容物可以再次回到腹腔，肿块就会消失，但站立时又出现。

前列腺增生常见于中老年男性。老年男性的腹壁肌肉萎缩，前列腺增生后引起下尿路梗阻，导致排尿困难，引起腹内压骤然升高，故前列腺增生患者易并发腹股沟疝。通过回顾性调查得知，腹股沟疝的出现与患有前列腺增生的时间呈正比，即前列腺增生患者患腹股沟疝的概率会随病程的延长而明显增加。

中老年男性若发现单纯的前列腺增生，应及早进行合理治疗，防止腹股沟疝的发生。因腹股沟疝就诊的患者也应检查前列腺增生的情况，如果两者有伴随，应及早进行合理治疗，以最大限度地保证腹股沟疝手术成功，防止复发。

（徐建兵　王　飞　王为服　海南省人民医院/海南医学院附属海南医院）

51 前列腺增生会发展为尿毒症吗？

问题：

我出现排尿困难、夜尿次数增多有 10 年了，被诊断为前列腺增生，自认为是由年龄大、自然衰老所致，一直没当回事，严重时静脉滴注药物治疗，但近 6 个月排尿困难的症状明显加重，有时下腹部胀痛且伴尿失禁，近半个月尿量明显较前减少且出现双下肢水肿，到医院检查后确诊为尿毒症，请问前列腺增生如果不治疗会引发尿毒症吗？两者是否有必然的联系？

回答：

前列腺增生确实会引起尿毒症，但大部分患者都不会直接导致尿毒症，只有极少部分病程较长的患者因长期不注意和未及时治疗才会发展为尿毒症。

早期前列腺增生患者大多表现为排尿症状明显，如排尿困难、夜尿次数增多，只有在后期储尿功能严重受损和出现尿不尽、尿潴留、尿失禁等情况时才可能出现尿毒症。前列腺增生引起尿毒症的原因主要是长期残余尿量过多，导致膀胱内压增加，当膀胱内压高于输尿管内压后，会导致输尿管尿液反流。长期输尿管反流可进一步引起双肾积水，久之会导致肾单位萎缩、肾功能破坏，进而出现慢性肾功能不全，严重时则导致无尿、肾衰竭，即尿毒症。

临床上，并不是每例前列腺增生患者都会出现尿毒症，只有到后期膀胱内的残余尿量明显增多时才出现。因此，只要患者在前列腺增生早期能够合理进行正规治疗，基本上就不会出现尿毒症。

（徐建兵　王　飞　王为服　海南省人民医院/
海南医学院附属海南医院）

52 为什么怀疑前列腺增生时要做肛门指检?

问题:

请问为什么医生考虑我患前列腺增生时要给我做肛门指检?

回答:

肛门指检是临床上很常用的一个检查方法，患者在检查前需要排空膀胱，一般取胸膝卧位，操作者将右手食指涂抹润滑剂后插入肛门，然后触摸前列腺，对前列腺进行诊察。肛门指检的操作简单，在临床上应用广泛，对于前列腺疾病的诊断具有重要意义。

临床上，有许多疾病和前列腺增生的症状相似，如神经源性膀胱、膀胱颈挛缩、前列腺炎、前列腺癌、糖尿病及酒精中毒导致的周围神经病变、尿道狭窄等，而前列腺肛门指检对于鉴别前列腺增生和这些疾病有重要意义。

做前列腺肛门指检前，医生应先了解患者是否合并痔、有无脱肛，如果有上述情况则考虑前列腺增生且排尿困难严重，需要手术治疗；再了解肛管括约肌的张力，若肛管松弛，应想到神经源性膀胱；最后了解前列腺的情况。前列腺增生患者肛门指检的表现包括前列腺中间沟消失，表面光滑，一般无结节状改变；前列腺两侧可以不对称，如果增大部分突入膀胱，肛门指检可能达不到前列腺上缘；如果前列腺增大不规则，有前列腺癌的可能。

此外，前列腺肛门指检是前列腺癌筛查的一个重要手段。国外有研究证实，前列腺肛门指检异常的患者最后确诊为前列腺癌的比例为 26%~34%，且其阳性率随年龄的增长呈上升趋势。前列腺增生和前列腺癌不是一个疾病的 2 个阶段，而是 2 种不同的疾病，可以同时存在，故肛门指检对诊断前列腺增生，了解前列腺增生的程度和有无合并症，以及排除前列腺癌至关重要。

（罗德凡　王　飞　王为服　海南省人民医院/海南医学院附属海南医院）

53 为什么前列腺增生患者要做彩色超声检查？

问题：

医生已经诊断我患有前列腺增生，为什么还让我做彩色超声检查（以下简称彩超）？

回答：

超声是临床诊断前列腺增生的必要检查手段，同时可以检查肾、输尿管及膀胱。应用超声可检查前列腺的大小和形态、是否突入膀胱、内部结构是否紊乱和有无低回声结节，还可以确定残余尿量，既方便又无创。超声检查发现残余尿量>80 ml 被认为是手术适应证，临床一般把残余尿量超过 150 ml 作为严重梗阻的指标之一。

临床一般常用经直肠超声检查和经腹部超声检查，经直肠超声检查可以精确测定前列腺的体积，经腹部超声检查可以了解膀胱壁的改变及有无结石、憩室或占位性病变。经超声测定的膀胱残余尿量对治疗方法的选择和疗效的评估十分重要，使用经腹部超声检查测定膀胱残余尿量无创。虽然导尿测定膀胱残余尿量的结果最可靠，但属于有创检查，再加上前列腺患者由于尿液长时间堆积在体内，会大大增加感染的概率，故导尿不能作为测定膀胱残余尿量的首选检查。

此外，在前列腺增生和前列腺癌难以鉴别时，医生在经直肠彩超引导下行前列腺穿刺活检更加安全、快捷，可快速对前列腺疾病的良恶性进行鉴别诊断。

或许很多人有疑问，肛门指检不也是诊断前列腺增生的一个很好的办法吗？做彩超会不会有过度医疗的嫌疑？实际上，肛门指检虽然对诊断前列腺增生有重要意义，但对前列腺体积的判断不够精确。目前，超声检查可以更精确地描述前列腺的形态和体积，对前列腺增生的下一步治疗有重要的指导作用，也就是说，前列腺增生患者必须做彩超。

（罗德凡　王　飞　王为服　海南省人民医院/
海南医学院附属海南医院）

54 前列腺增生患者是否需要做计算机体层成像和磁共振成像?

问题:

诊断前列腺增生时，医生让我做了肛门指检、彩超、前列腺特异性抗原（PSA）测定，请问是否需要通过计算机体层成像（CT）和磁共振成像（MRI）来确认一下?

回答:

专科医生根据患者的病史、症状、体征、尿流率及相关生化检查，诊断前列腺增生并不困难。CT 和 MRI 由于检查费用高、所需检查时间长，且 CT 具有放射性，对人体有一定损害，故一般情况下 CT 和 MRI 不作为前列腺增生首选或必要的检查项目，仅用于鉴别诊断。如果前列腺增生患者出现血尿、肾功能不全等情况，以及有尿石症史、感染史，专科医生可酌情给予泌尿系统的 CT 和 MRI 检查，但不作为常规检查项目。

CT 一般用于前列腺增生非手术治疗后前列腺体积大小的随访，可以清楚地显示前列腺的体积大小、包膜情况、是否合并有结节、钙化、结核、结石等其他前列腺疾病，帮助明确诊断。若专科医生在做肛门指检时发现患者的前列腺有结节且质地硬，或患者的血清 PSA 值异常，怀疑前列腺癌，需行 MRI

检查进行鉴别诊断。若专科医生在做肛门指检时未发现患者的前列腺有结节，且患者的血清 PSA 值在正常范围内，无血尿病史，仅做泌尿系统彩超即可，暂不需要行 CT 和 MRI 检查。

（罗德凡　王　飞　王为服　海南省人民医院/
海南医学院附属海南医院）

55 前列腺增生患者为什么要检测前列腺特异性抗原？

问题：

我近几年来排尿困难越来越严重，夜尿次数也越来越多，经常小便时站立 30 秒也排不出尿，偶尔有血尿，被诊断为前列腺增生，医生还让我检测前列腺特异性抗原（PSA），请问这是为什么？

回答：

PSA 是目前诊断前列腺癌最有价值的肿瘤标志物，已广泛应用于前列腺癌的筛查、诊断及治疗后的随访监测。据报道，前列腺增生的发病率随男性年龄的增长而增加，通常发生在男性50岁以后，60岁及以上的男性约有50%发生前列腺增生，80岁及以上的男性高达83%。前列腺癌的发病率也随男性年龄的增长而增加。我国60岁以下男性发生前列腺癌的概率较低，超过60岁发病率明显增加。鉴于目前国内前列腺癌的发病率逐年上升，根据本例患者的病史，暂不能排除前列腺癌。

前列腺增生与前列腺癌通常可以同时存在，两者有相似的临床症状，如尿频、尿急、尿失禁、夜尿次数增多、排尿等待、排尿困难及间断排尿等，有时伴有血尿。医生通过临床症状及单纯的肛门指检很难鉴别两者，PSA测定联合肛门指检是目前公认的诊断前列腺癌的最佳方法。单纯的肛门指检在未触及前列腺有明显结节的情况下，很可能对前列腺癌出现漏诊，而PSA测定联合直肠指检比单纯的直肠指检可以增加前列腺癌的检出率。同时，结合游离PSA与总PSA的比值、血清PSA速度、PSA密度等指标，医生可明显提高PSA对前列腺癌诊断的准确性，也为患者是否行前列腺穿刺活检提供依据。

前列腺增生患者应检测PSA值，有利于前列腺癌的早发现、早诊断、早治疗，在尽可能减少漏诊、误诊的同时，也为治疗前列腺增生提供更加准确的诊断和精准的治疗。

（杨　檬　王　飞　王为服　海南省人民医院/
海南医学院附属海南医院）

56 前列腺增生患者手术前为什么要做尿动力学检查?

问题:

我患有糖尿病多年，最近总出现排尿费力、尿线变细、射程短、尿频、尿不尽等症状，有时完全尿不出来，需要插尿管排尿，被诊断为前列腺增生，一直服药却没什么改善，医生建议我做手术，术前做尿动力学检查，请问这个检查是干什么用的?

回答:

尿动力学检查包括:①尿流率测定;②尿力-流量研究;③充盈性膀胱测压;④残余尿量等。尿动力学检查主要在医生对引起膀胱出口梗阻的原因有疑问或需要对膀胱功能进行评估时使用，前列腺增生患者准备行手术（包括微创手术）前出现了以下情况，建议行尿动力学检查:①尿量≤150 ml;②每秒最大尿流率≥15 ml;③50 岁以下或 80 岁以上;④残余尿量>300 ml;⑤怀疑有神经系统疾病或糖尿病所致的神经源性膀胱;⑥双侧肾积水;⑦过去做过盆腔或尿道手术。

本例患者患糖尿病多年，且已出现排尿困难、排尿费力等症状，甚至多次出现尿潴留，药物治疗的效果也不明显，应进行手术，术前确实要做尿动力学检查，排除有无合并糖尿病引起的神经源性膀胱，进一步明确引起膀胱出口梗阻的原因，并评估膀胱功能，为手术及术后随访提供更准确的依据。

（杨　檬　王　飞　王为服　海南省人民医院/
海南医学院附属海南医院）

57 如何判断前列腺增生的严重程度?

问题：

我患有前列腺增生，医生说我的病情处于Ⅰ期，请问我这是处于早中晚哪个期呢？是否严重？

回答：

目前，对于前列腺增生，临床主要有按前列腺的大小分度、按前列腺增生的病程分期、按前列腺增生的症状严重程度分度3种分度方法。

按通俗的比喻，正常的前列腺像板栗那样大，Ⅰ度肥大如鸡蛋，Ⅱ度肥大如鸭蛋，Ⅲ度肥大如鹅蛋。当然，以这种方式记录前列腺的大小是不太科学的，因为每个人正常的前列腺大小本来就不一样。

临床上，医生会根据患者的病史、病程及相关检查对前列腺增生进行分期，一般分为 3 期：Ⅰ期，患者排尿困难、尿频、夜尿次数增多、排尿无力，膀胱壁因排尿费力而出现小梁，但是没有残余尿；Ⅱ期，膀胱逼尿肌开始代偿不全，不能将尿液完全排出而出现残余尿，易合并慢性细菌性膀胱炎；Ⅲ期，由于长期排尿费力，引起膀胱排空功能减退，发生尿潴留、肾功能不全。

按前列腺增生的大小分度，只能说明前列腺体积的增大程度，并不能表明增生的腺体对尿道的梗阻程度和疾病的严重程度。病史询问通常推荐使用国际前列腺症状评分（international prostate symptom score，IPSS）量表（表 2-1），其是国际公认的判断前列腺增生症状严重程度的标准，也是患者下尿路症状严重程度的主观体现。IPSS 量表虽不能用于确诊前列腺增生，但对客观评估症状的严重程度是一个理想的方法。

表 2-1　国际前列腺症状评分（IPSS）量表

在过去 1 个月，您是否有以下症状？	没有（分）	在 5 次中少于 1 次（分）	少于半数（分）	约半数（分）	多于半数（分）	几乎每次（分）
1. 是否经常有尿不尽感？	0	1	2	3	4	5
2. 2 次排尿时间是否经常<2 小时？	0	1	2	3	4	5
3. 是否经常有间断性排尿？	0	1	2	3	4	5

续　表

在过去 1 个月，您是否有以下症状？	没有（分）	在 5 次中少于 1 次（分）	少于半数（分）	约半数（分）	多于半数（分）	几乎每次（分）
4. 是否经常有憋尿困难？	0	1	2	3	4	5
5. 是否经常有尿线变细现象？	0	1	2	3	4	5
6. 是否经常需要用力及使劲才能开始排尿？	0	1	2	3	4	5
7. 从入睡到早起一般需要起来排尿几次？	0	1	2	3	4	5

注：总分 0~7 分为轻度症状，8~19 分为中度症状，20~35 分为重度症状

（罗德凡　王　飞　王为服　海南省人民医院/
海南医学院附属海南医院）

58 患了前列腺增生，要马上治疗吗？

问题：

我被诊断为前列腺增生，但仅出现排尿稍困难，无其他排尿症状，每晚最多起来小便 1 次，不影响睡眠，请问需要马上治疗吗？

回答：

一般情况下，医生会根据患者的症状、相关检查的结果及其生活质量来决定是否需要立即治疗。有的前列腺增生患者可以等待观察（无须马上治疗），临床指征包括：①轻度下尿路症状（IPSS≤7 分）；②中度以上下尿路症状（IPSS≥8 分），但生活质量尚未受到明显影响。接受观察等待之前，患者应进行全面检查（初始评估的各项内容）以除外各种前列腺增生相关并发症，如有无反复尿潴留、肉眼血尿、泌尿系统感染，有无继发性上尿路积水（伴或不伴肾功能损害），有无合并较大的膀胱憩室、膀胱结石、腹股沟疝、严重的痔或脱肛。此外，患者还需要检测 PSA 值，以排除有无合并前列腺癌。患者在等待观察期间如果症状加重应行药物治疗；如果出现严重的并发症或合并较大的膀胱憩室、膀胱结石、腹股沟疝、严重的痔或脱肛，则应行手术治疗。

根据本例患者的描述，排尿困难症状尚不严重，还可自行排尿，且未出现尿潴留及反复的泌尿系统感染等，对日常生活无影响，只是检查提示前列腺的体积稍增大，目前无须治疗，观察等待即可。

（杨　檬　王　飞　王为服　海南省人民医院/
海南医学院附属海南医院）

59 前列腺增生患者能不能只服药不做手术?

问题:

我患有前列腺增生，现在排尿困难的症状越来越严重，有时甚至不能排尿，夜尿次数多，一夜可达3~4次，医生说病情轻者采用药物治疗即可，严重者可能需要手术治疗，但我不想做手术，请问可不可以只行药物治疗?

回答:

前列腺增生患者出现中重度下尿路症状且对生活质量造成影响时，可采用药物治疗。药物治疗的短期目标是缓解症状，长期目标是延缓疾病进展和预防并发症。本例患者目前的症状还不是很严重，偶尔出现尿潴留，没有导致泌尿系统感染，对日常生活的影响不是很大，此前也未接受过规律的药物治疗，可以先试行药物保守治疗，进一步观察疗效。

药物治疗可能可以改善本例患者目前的症状，但需要患者长期规律服药，也可能效果不佳。要是患者出现排尿困难、反复尿潴留等症状持续加重，最终可能还是需要行手术治疗。本例患者在接受药物治疗后应定期随诊，评估症状的变化、治疗效果及进展情况，必要时还可能需要调整药物种类或服药方式。

前列腺增生常用药物有 α 受体阻滞剂和 5α 还原酶抑制剂两大类。α 受体阻滞剂有盐酸酚苄明片、坦索罗辛、多沙唑嗪等。5α 还原酶抑制剂在临床上常用的是非那雄胺和度他雄胺，提倡与 α 受体阻滞剂联合使用，这类药物对中等大小的前列腺增生有良好的效果。若患者的尿急症状比较严重，可加用 M 受体阻滞剂，如盐酸黄酮哌酯、索利那新、托特罗定。除上述西药外，患者也可考虑服用中药或中成药，如前列康、前列倍喜、前列舒乐等，以及前列安栓、前列闭尔通栓等经肛门使用的药物。

（杨　檬　王　飞　王为服　海南省人民医院/
海南医学院附属海南医院）

60 前列腺增生患者在什么情况下需要做手术？

问题：

最近，我排尿越来越困难了，经常站立 30 秒才能缓慢排出来一点点，甚至完全不能排出，已经多次使用导尿管排尿了，拔出导尿管后尝试自行排尿，结果还是排不出，严重影响生活质量，之前我一直规律服药，若想彻底解决这个问题，可不可以做手术?

回答：

本例患者的病情一直在进展，反复出现尿潴留，且极有可能导致泌尿系统感染，长期口服药物治疗效果也不佳，是有手术指征的。

前列腺增生患者行手术治疗的指征包括：伴中重度下尿路症状，药物治疗效果不佳或不愿长期用药者；反复出现尿潴留、肉眼血尿、泌尿系统感染，继发性上尿路积水（伴或不伴肾功能损害），前列腺增生合并较大的膀胱憩室、膀胱结石、腹股沟疝、严重的痔或脱肛，临床判断不解除下尿路梗阻难以达到治疗效果者。

前列腺增生患者在术前需要先行相关检查，排除手术禁忌，如果患者正伴有泌尿系统感染，应在感染控制后再行手术治疗。患者需要注意的是，手术治疗并不能根治前列腺增生，手术仅是切除增生的部分，残余的腺体还可能增生，也有发生前列腺癌的可能，引起前列腺再度肥大，可能以后还需要再次手术治疗。

（杨　檬　王　飞　王为服　海南省人民医院/海南医学院附属海南医院）

61 前列腺增生有哪几种手术方式?

问题:

医生说我的前列腺增生必须做手术，请问目前治疗前列腺增生有哪几种手术方式? 各有什么特点?

回答:

目前，治疗前列腺增生的手术方式主要有开放手术、经尿道手术及腹腔镜手术。

经典的外科手术方式有经尿道前列腺电切术、经尿道前列腺切开术及开放性前列腺摘除术。目前，经尿道前列腺电切术仍是治疗前列腺增生的“金标准”，主要适用于前列腺体积在 80 ml 以内的前列腺增生患者，技术熟练的术者可适当放宽对前列腺体积的限制。在该术式的基础上，又出现了使用生理盐水冲洗的等离子电切术（其目的是减少经尿道电切综合征的发生率)。目前，开放性前列腺摘除术的应用已越来越少。

腹腔镜技术不单应用在前列腺癌根治术中，近年来也开始在前列腺增生的治疗中尝试应用，尤其对体积较大的前列腺增生有优势，但开展时间不长，手术例数不多，优缺点还需要探讨。

此外，各种激光手术（如钬激光、绿激光、铥激光等）的应用也越来越广泛了。激光手术的操作方式包括经尿道剜除术、经尿道汽化术及经尿道汽化切除术等。激光手术的共同特点是术中出血相对较少和无经尿道电切综合征的发生风险，目前在临床中应用得较普遍，比得上经尿道前列腺电切术。

其他微创治疗如经尿道微波热疗、射频治疗及前列腺支架治疗等，适应证不多，主要用于具有高危因素（如合并高龄、贫血、重要脏器功能减退等）的患者。

（杨　檬　王　飞　王为服　海南省人民医院/海南医学院附属海南医院）

62 前列腺电切术的过程是怎样的？

问题：

我因为前列腺增生要做前列腺电切术，请问手术过程是怎样的？需要全身麻醉吗？

回答：

目前，经尿道前列腺电切术已经非常成熟，是前列腺增生手术治疗的“金标准”。

临床上，该术式一般有全身麻醉、脊柱麻醉及连续硬膜外麻醉3种麻醉方式，术者会根据不同患者的具体条件选择不同的麻醉方式。①全身麻醉：术中发生的任何事情患者都不知道，也感受不到疼痛，不会因为疼痛或知晓术中发生的事情而产生恐惧。②脊柱麻醉：起效快，麻醉药物的用量少，效果确切，手术区域肌肉松弛良好，有利于器械通过尿道外括约肌进入膀胱。③连续硬膜外麻醉：对于老年高血压患者，可通过导管分次小剂量给药，易于对血压进行调整、控制，术后患者发生头痛的概率比脊柱麻醉低。

手术过程：麻醉成功后，患者取截石位（双腿抬高外展）；术者在直视下进镜，可见尿道黏膜光滑与否、前列腺增生的情况及膀胱颈是否挛缩；观察清楚后，术者开始电切前列腺两侧叶的增生组织，至前列腺部尿道通畅，并处理挛缩的膀胱颈；检查若无活动性出血，抽吸前列腺的碎片组织；退出电切镜，留置三腔尿管，气囊注水。

患者在术后持续进行膀胱冲洗，应用抗生素预防感染，多饮水，保持大便通畅。根据术后的出血情况，患者一般术后3~7天拔出尿管后即可出院，门诊定期随诊。

（杨　檬　王　飞　王为服　海南省人民医院/
海南医学院附属海南医院）

63 前列腺剜除术和前列腺电切术有什么区别?

问题:

近几年，我一直有尿频、尿急、排尿困难等症状，医生诊断我有前列腺增生，并建议我尽早行前列腺剜除术，我年纪大了，也害怕手术，一直口服药物进行治疗，但最近药效不佳，考虑进行手术，我听说很多病友做的是前列腺电切术，请问前列腺剜除术和前列腺电切术哪个好?

回答:

目前，治疗前列腺增生的手术方式有多种，经尿道前列腺电切术和经尿道前列腺剜除术是 2 个重要的手术方式。如果把前列腺比作一个橘子，经尿道前列腺电切术是先从橘子内部开始逐步切除橘子内瓤，再到达橘子皮；而前列腺剜除术则是先从橘子的内层皮开始，然后把橘子内瓤整个从橘子皮上剥离后再切除。

目前，经尿道前列腺电切术仍是治疗前列腺增生的常见术式和“金标准”，但该术式也存在诸多不足，如易诱发出血和尿失禁等并发症、难以彻底切除增生的腺体、手术创面较大、出血量相对较大等。该术式通常无法实现彻底切除增生腺体的目标，导致患者术后病情容易复发。

经尿道前列腺剜除术是新兴的治疗前列腺增生的手术方式，综合了前列腺电切术和传统开放性前列腺剜除术的优点。同时，经尿道前列腺剜除术还可以对前列腺包膜上残存的小结节、创面实施修整处理，既能切除绝大部分增生组织，又能减少复发率。与经尿道前列腺电切术相比较，经尿道前列腺剜除术不但具备手术用时短、出血量少等突出优势，还有助于保留患者的性功能，减少相应的并发症。因此，本例患者可以放心地去选择经尿道前列腺剜除术。

（王文选　王　飞　王为服　海南省人民医院/海南医学院附属海南医院）

64 前列腺增生可以进行激光治疗吗?

问题：

我 2 年前做了心脏手术，现在一直口服抗凝药物，请问我还能做前列腺增生的微创手术吗？激光治疗的效果怎么样?

回答：

前列腺增生是引起老年男性排尿障碍最常见的一种疾病。目前，我国的老年男性越来越多，他们大多是高龄的前列腺增生患者或伴有心、脑、肺等器官的多种疾病，有的长期服用抗凝药物，有的伴有出血性疾病等。这些高危患者也迫切需减少病痛的折磨和提高生活质量。这就对如何更安全地进行前列腺增生手术提出了巨大挑战。目前，各种激光技术已经开始应用于临床，具体如下。

（1）钕激光：具有较强的组织穿透力，是最早用于治疗前列腺增生的激光技术，但因患者在术后需要延长留置导尿管的时间和具有较高的术后感染发生率，已被临床淘汰。

（2）钬激光：临床最常用的激光治疗是钬激光前列腺剜除术，主要是利用激光被腺体组织中的水分高度吸收而产生汽化切割的原理而施行。该术式的不良反应小，患者在术后出现的尿路刺激症状和排尿困难症状较轻，适用于使用抗凝药物的患者和难以依靠药物治疗来改善前列腺增生梗阻症状的患者。

（3）绿激光：可迅速将前列腺组织汽化，如选择性前列腺汽化术，主要适用于前列腺体积较大的患者和有出血倾向的患者，具有出血量少、安全、疗效好的特点。

（4）铥激光：能快速、有效地切割前列腺组织，具有较好的止血作用。常用方法为铥激光前列腺汽化切除术，适用于口服抗凝药物的患者和前列腺增生合并急性尿潴留的患者。

（5）半导体激光：是最新的技术，对组织产生凝固效应，有很好的组织消融和止血作用。

以上 5 种激光技术有其各自的优点。因此，如果老年男性患者的身体条件符合手术要求，即使口服抗凝药物也可以做经尿道前列腺微创手术，无须担心。

（王文选　王　飞　王为服　海南省人民医院/
海南医学院附属海南医院）

65 前列腺增生合并膀胱结石，可以一起做手术吗?

问题：

我于 5 年前确诊前列腺增生，一直口服药物治疗，10 天前出现间断性排尿困难，但改变体位后有时能排出尿液，彩超发现膀胱结石，医生建议我进行手术，请问前列腺增生和膀胱结石可以一起做手术吗?

回答：

如果前列腺增生患者的膀胱结石不是特别大，这 2 种疾病在一般情况下可以一起做手术，且这 2 种疾病也都必须治疗。为什么这么说? 主要从前列腺增生和膀胱结石的关系来论述。

前列腺增生是老年男性的常见疾病，其临床症状主要表现为排尿困难，严重影响患者的生活质量。当患者的尿道被增生的腺体组织压迫而导致尿道梗阻时，若梗阻未及时解除，会造成膀胱功能失代偿，引发尿潴留。此类患者容易出现泌尿系统感染、尿中草酸钙饱和、钙盐沉积，从而形成膀胱结石。如果前列腺增生患者只做了膀胱结石手术而前列腺增生的问题没有解决，那么排尿梗阻等一系列问题也不会得到彻底解决，膀胱结石也会在短期内再次形成。

本例患者的前列腺增生和膀胱结石可以一起做手术，建议行经尿道前列腺电切术+经尿道膀胱结石碎石术。

（王文选　王　飞　王为服　海南省人民医院/
海南医学院附属海南医院）

66 前列腺增生合并疝气，可以一起做手术吗？

问题：

我最近2年出现尿频、尿急、排尿困难等症状，被诊断为前列腺增生，一直口服药物治疗，1个月前右侧腹股沟区出现一个包块，无明显疼痛，每当剧烈咳嗽、干重体力活时出现，平卧休息时消失，在医院检查后确诊为前列腺增生合并右侧腹股沟斜疝，医生建议我做手术，请问前列腺增生和疝气可以一起做手术吗？

回答：

前列腺增生和腹股沟斜疝是可以一起做手术的，这 2 种疾病也都必须进行彻底治疗。为什么这样说？主要从前列腺增生和腹股沟斜疝的关系来论述。

腹股沟疝分为腹股沟斜疝和直疝。成人的疝气是不能自愈的，只有通过手术才能根治，如果不治疗，疝气会越来越重，且可导致并发症，如肠梗阻或肠坏死，甚至危及生命。前列腺增生和腹股沟斜疝同为常见的老年疾病，且两者在多数情况下容易同时存在。据报道，5%~12%的前列腺增生患者合并腹股沟疝。在老年腹股沟斜疝男性患者中，前列腺增生及其引起的排尿障碍非常常见，是腹股沟斜疝发病不可忽视的原因。因此，若本例患者只做了腹股沟斜疝手术而前列腺增生的问题没有解决，那么排尿困难等一系列问题就不会解决，腹股沟斜疝很容易复发。

本例患者的前列腺增生和腹股沟斜疝可以一起做手术，建议行经尿道前列腺电切术+腹腔镜无张力腹股沟斜疝补片修补术。

（王文选　王　飞　王为服　海南省人民医院/
海南医学院附属海南医院）

67 前列腺增生合并膀胱肿瘤，可以一起做手术吗？

问题：

我2年前确诊前列腺增生，最近1个月反复出现肉眼血尿，呈洗肉水样，无明显疼痛，口服抗生素后血尿症状无明显减轻，到医院检查后确诊为膀胱肿瘤，医生建议我做手术，请问前列腺增生和膀胱肿瘤可以一起做手术吗？

回答：

前列腺增生和部分浅表性膀胱肿瘤可以一起做手术。

对于单纯的前列腺增生患者来说，前列腺增生不会直接增加膀胱肿瘤的发生率，但对于一些有残余尿的患者来说，因为他们更容易出现尿路感染、膀胱结石及慢性炎症，再加上膀胱残余尿中的致癌物质和膀胱黏膜进行长时间接触，就会刺激、诱发膀胱黏膜癌变。因此，合并前列腺增生的膀胱肿瘤患者在行前列腺电切术后，能够使膀胱感染的发生率降低，同时也能使膀胱肿瘤的复发率降低。

膀胱肿瘤是泌尿系统肿瘤中最常见的一种，大部分患者都是浅表性膀胱肿瘤。浅表性膀胱肿瘤的标准治疗方法首选经尿道膀胱肿瘤电切术，该术式具有创伤小、出血量少、术后恢复快等优点，医生在术后可根据患者的复发风险决定膀胱内灌注的治疗方案。临床上，医生选择经尿道膀胱肿瘤电切术有 2 个目的：一是切除肉眼可见的全部肿瘤；二是切除肿瘤组织进行病理检查，根据结果进行肿瘤的分级和分期，以便制订下一步的治疗方案。如果肿瘤较小，可完整切除肿瘤；如果肿瘤较大，则需要分块切除，术后根据病理分级、分期选择合适的手术方案。因此，大多数的膀胱肿瘤可以采用经尿道膀胱肿瘤电切术来进行治疗。目前，前列腺增生手术也常使用经尿道前列腺电切术，故目前主张一起手术同时解决这 2 种疾病。

（王文选　王　飞　王为服　海南省人民医院/
海南医学院附属海南医院）

68 刚刚做完前列腺电切术，为什么会出现血尿？

问题：

我因为前列腺增生十 5 天前做了经尿道前列腺电切术，术后恢复良好，拔出尿管后排尿通畅，今天我的便秘发作，大便后出现血尿，请问这是怎么回事？

回答：

前列腺增生是中老年男性的常见疾病之一，经尿道前列腺电切术是常用的手术方式，效果显著，但术后极易发生多种并发症，其中就包括术后出血，如果处理不当可能会增加患者的生命危险。本例患者在经尿道前列腺电切术后 5 天出现血尿症状，情况不严重，无须太担心，可多饮水以保持大便通畅，必要时到医院就诊。

为什么经尿道前列腺电切术后患者容易出现血尿？术后出血的原因包括：①膀胱痉挛，前列腺电切术后三腔气囊导尿管压迫、膀胱内凝血、手术创伤等因素会刺激膀胱，导致膀胱痉挛，长时间不能缓解就会引起膀胱壁黏膜血管充血、水肿，继而引发出血。②便秘，对于患有便秘、痔等疾病及大便干结、排便困难的患者，在排便时用力过大，蹲、坐时间过长，就会使前列腺过度充血，腹压增加，术后前列腺创面血管重新开放，继而进一步诱发出血。③泌尿系统感染，患者术后因尿液反流引起逆行感染，出现膀胱炎、附睾炎等并发症，增加切口愈合时间，诱发迟发性出血。④过度活动，患者术后过早活动或活动量较大，牵拉、挤压切口，使前列腺切面的焦痂掉落而发生出血。⑤糖尿病，年龄≥60 岁、机体免疫力较差、凝血功能障碍等也是引起术后出血的原因。

前列腺电切术后 3 天内患者禁止频繁、剧烈地活动，保持大便通畅，合理安排饮食，保证营养摄入，以增加机体的免疫力。

本例患者仅有少量血尿，可多饮水，密切观察随访。如果血尿严重，并有大量血块，应及时住院处理。

（王文选　王　飞　王为服　海南省人民医院/
海南医学院附属海南医院）

69 前列腺电切术后为何又出现排尿困难？

问题：

我半年前因前列腺增生做了经尿道前列腺电切术，术后恢复良好，但近1个月又逐渐出现排尿困难的情况，请问这是怎么回事？

回答：

经尿道前列腺电切术是治疗前列腺增生的重要手术方式，具有出血量少、术后恢复快的优点，但术后也会出现一些并发症，最常见的就是排尿困难，有的患者术后拔出尿管后就出现，有的患者术后1个月左右出现。可能导致排尿困难的原因包括：①尿道狭窄。尿道有2个主要的狭窄处，即尿道外口和尿道膜部。若患者术后出现尿路感染或合并糖尿病，以及有长期留置导尿管史，就会使尿道局部组织水肿和尿道黏膜损伤出血加重。另外，术后2~3周，术中所切过的腺体会出现坏死，凝固组织脱落，最终导致尿道狭窄。②膀胱颈水肿、挛缩。如果患者留置导尿管的时间过长、气囊压迫太紧或尿道产生炎症，就会导致膀胱颈水肿；而膀胱颈挛缩可能是因为术后瘢痕挛缩或合并膀胱颈纤维化所致。③腺体残留。手术中术者怕切穿包膜或损伤外括约肌，在前列腺包膜或尖部腺体遗留少量腺体。④膀胱收缩功能出现障碍或丧失。例如，膀胱功能出现异常、逼尿肌无力、长时间慢性尿潴留、反复发作膀胱炎及结缔组织替代膀胱肌肉组织。

本例患者应尽快去医院进行复查，进一步明确术后排尿困难的原因，以尽早治疗。

（王文选　王　飞　王为服　海南省人民医院/海南医学院附属海南医院）

70 前列腺电切术后为什么还会患前列腺癌？

问题：

我6年前因前列腺增生做了经尿道前列腺电切术，术后恢复良好，但近1个月内出现排尿困难、肉眼血尿、腰部疼痛等表现，到医院检查后怀疑前列腺癌合并骨转移，请问这是怎么回事？

回答：

前列腺增生是中老年男性的常见病、多发病。对于已经引起明显梗阻、影响生活质量的患者，应首选经尿道前列腺电切术，但术后10年有一小部分患者会再发前列腺癌。因此，做了前列腺电切术并不能预防或避免前列腺癌的发生。这究竟是为什么？究其原因可能为：①前列腺增生和前列腺癌都发生于前列腺，但主要病变位置不同。前列腺分为外周带、中央带和移行带，前列腺增生好发于移行带，而前列腺癌好发于外周带。前列腺增生手术切除的前列腺组织多为移行带组织，而不是外周带组织。②前列腺包膜由结缔组织和平滑肌构成，并深入腺体。如果前列腺电切术不能把具有潜在恶变风险的前列腺组织完全切除，就会刺激具有潜在恶变风险的前列腺组织，促进癌变。③前列腺增生术后病理样本有限，加之检查多采用非连续性切片，故可能造成移行带已存在的前列腺癌漏诊。

建议本例患者尽快住院治疗，以免耽误病情。

（王文选　王　飞　王为服　海南省人民医院/
海南医学院附属海南医院）

71 前列腺电切术后为什么会射不出精液？

问题：

我今年 81 岁，3 个月前做了经尿道前列腺电切术，术后恢复较好，排尿通畅，只是性生活不如以前且没有精液射出，请问这是怎么回事？正常吗？

回答：

本例患者的情况可能是经尿道前列腺电切术后常见的并发症——逆行射精及“干精症”，属于正常现象，无须担心。

经尿道前列腺电切术既是前列腺增生的“金标准”术式，也是最常用的术式，可有效地解除梗阻，但同时对患者的性功能有负面影响，尤其是逆行射精的发生率高。正常情况下，男性在射精时膀胱颈处的尿道内括约肌收缩，使前列腺窝内的压力高于尿道外括约肌的压力，促进精液排出体外。经尿道前列腺电切术在解除梗阻、切除膀胱颈下增生腺体的同时，也将膀胱颈的尿道内括约肌环形纤维组织一同切除，从而破坏了膀胱颈的完整性，导致射精时膀胱颈异常关闭。因此，行经尿道前列腺电切术的患者射精时精液不是经尿道射出，而是逆行射向膀胱。

怎样满足患者希望术后保留性功能的要求呢？有没有一种既

能保护正常的射精功能，又能彻底切除增生腺体的方法呢？为此，业内人士做了很多研究和尝试。例如：①经尿道前列腺切开术，其逆行射精的发生率低，但不能完全解除梗阻，术后复发率高。②耻骨上经膀胱前列腺摘除术，其逆行射精的发生率较经尿道前列腺切除术低，可能与开放手术保留部分膀胱颈括约肌有关。③前列腺剜除术，该术式通过逆行剥离，可减少对膀胱颈的破坏，保存了对维持正常射精有关键作用的膀胱内括约肌，在一定程度上降低了逆行射精的发生率。

精液主要由精囊液和前列腺液组成。本例患者已经 81 岁了，睾丸功能明显降低，精囊分泌的精液量明显减少，再加上前列腺电切术后前列腺组织明显减少，分泌的前列腺液量也明显减少，故前列腺电切术后有可能发生精液量明显减少，甚至无精液产生，即“干精症”。

根据描述的问题，首先考虑本例患者是经尿道前列腺电切术后出现逆行射精，建议取性生活射精后第 1 次的尿液去化验，检查尿中有没有精子。如果连续化验 3 次也未查到精子，则考虑为“干精症”。本例患者已经 81 岁了，射精时无精液射出对身体也无大的影响，无须进一步治疗。

（徐建兵　王　飞　王为服　海南省人民医院/
海南医学院附属海南医院）

72 前列腺增生患者住院时需要注意哪些问题?

问题:

我患有前列腺增生，医生建议我做手术，请问住院时需要注意哪些问题?

回答:

住院时的注意事项主要是手术前后的注意事项。

(1) 术前的注意事项

1) 为了不影响患者住院费用的报销，请带上医保资料(医保卡)。

2) 患者如果在住院期间有任何不适，要及时告知医护人员，护士会根据其病情做相应指导，患者应认真听取并配合。

3) 由于前列腺增生患者多为中老年男性，且多合并心脑血管疾病、糖尿病、慢性支气管炎等内科疾病，故住院期间需要完成X线片、心电图、B超等检查，护士会根据检查结果提前告知患者需要配合和注意的相关事项。

4) 完成检查后，医生会根据患者的检查结果及时安排手术，患者应配合的工作有：①患者及其家属与管床医生共同签署手术知情同意书；②练习深呼吸、有效咳嗽排痰，床上正确使用便器；③在护士的指导下清洁肠道；④晚上早休息，放松心情，准备第2天的手术。若患者实在无法入眠，可告知值班的医护人员，必要时服用地西泮，以保证充足的睡眠。

（2）术后的注意事项

1）护士会根据患者的恢复情况进行相应的指导，患者应认真听取并配合。

2）患者术后需要留置导尿管，期间要保持引流管通畅，防止脱出、受压、打折。

3）留置导尿管期间，患者的尿道口会有不适感并有尿液自尿道口溢出，术后2~3天或拔除尿管后症状会自行缓解，这段时间患者应保持尿道口清洁。

4）若患者在术后下床活动时出现头晕、下肢无力、步态不稳及不能移动，要立即原地坐下，并请求他人帮助。

5）患者术后应多饮水，每天2000~3000 ml，多进食新鲜的水果、蔬菜，预防因便秘时用力排便而引起继发性前列腺出血。

6）拔出导尿管后，患者会出现一些排尿症状，如尿频、尿急、排尿时或排尿后尿道疼痛，尿液呈淡红色，多饮水后会减轻。

（潘翠青　王　飞　王为服　海南省人民医院/
海南医学院附属海南医院）

73 前列腺增生患者手术出院后需要注意哪些问题？

问题：

我前几天做了前列腺电切术，医生说我可以出院回家了，请问出院后我需要注意什么？

回答：

出院后，前列腺增生患者应注意：①拔出导尿管出院后，患者会发生一过性尿失禁，一般 1~3 个月可自行恢复，无须担心。若患者出现溢尿或尿失禁现象严重，可在医生的指导下行盆底肌锻炼，以尽快恢复控尿功能。盆底肌的锻炼方法：患者可取卧位、站位、坐位，试做排尿、排便动作，先慢慢收紧肛门，再收缩尿道，使盆底肌上提，大腿和腹部肌肉保持放松，每次收缩不小于 5 秒，放松时间 10 秒，连续 10 次，每天 3~5 次。②术后 1~3个月，患者应避免久坐、提重物、剧烈活动（如跑步、骑自行车、性生活等）。此外，患者术后若发生便秘、咳嗽等情况，可引起腹压增高而导致出血，除饮食调整外，必要时可使用缓泻剂（如开塞露等），保持大便通畅，以防止继发性前列腺出血。③患者术后排尿时可能出现少量血尿，不必过度担心，但如果出现大量血尿，伴有血块，甚至血块堵住尿道，导致尿潴留，一定要马上去医院就诊。④患者术后可能发生尿道狭窄，若尿线逐渐变细，甚至出现排尿困难，应及时去医院就诊。

（潘翠青　王　飞　王为服　海南省人民医院/
海南医学院附属海南医院）

74 如何预防或延缓前列腺增生?

问题：

请问男性应如何预防或延缓前列腺增生?

回答：

目前，导致前列腺增生发生、发展的原因仍不完全明确，完全预防前列腺增生是不现实的。如果男性注意下列事项，有可能延缓前列腺增生的发生，至少可减轻前列腺增生造成的排尿不适症状。

（1）多饮水：患者饮水过少不但会引起脱水，也不利于发挥排尿对尿路的冲洗作用，还容易导致尿液浓缩而形成结石，加重前列腺增生导致的排尿不适症状。

（2）常运动、不久坐：患者经常参加体育锻炼，可能会使前列腺局部的血液循环通畅，有助于防治前列腺疾病，而经常久坐会加重痔等疾病，又易使会阴部充血，引起排尿困难。

（3）保持良好的心态和情绪：患者应保持心情舒畅，做到乐观豁达，及时排解自己的不良情绪，可减少前列腺淤血，对保护前列腺有一定意义。

（4）养成定期排尿的习惯、不憋尿：患者憋尿会造成膀胱过度充盈，导致排尿困难，诱发急性尿潴留。因此，患者一定要做到有尿就排，养成定期排尿的习惯。

（5）养成定时排便的习惯：每天定时排便，可降低男性发生前列腺疾病的可能；患者有便秘时要及时治疗，以防加重前列腺增生所引起的排尿困难症状，以及痔、脱肛的发生。

（6）规律、适度地进行性生活：男性性生活过度会导致性器官充血，前列腺组织因持久的淤血而增生、肥大。此外，长期禁欲同样可引起前列腺液淤积在前列腺小管及腺体内，刺激前列腺组织，诱发前列腺增生。因此，男性应有规律的性生活，不宜过频，但也不可禁欲，一般以性生活后第 2 天起床时没有疲劳感为宜。

（7）限酒或戒酒：酒类，尤其是烈性白酒，对前列腺的损伤极大，可使前列腺及膀胱颈充血、水肿而诱发尿潴留。因此，中老年男性应限制饮高浓度的白酒，最好戒掉。

（8）少食辛辣刺激的食物：辛辣刺激的食物既可导致性器官充血，又可加重痔、便秘，导致前列腺受压，加重排尿困难。

（9）慎用加重前列腺增生症状的药物：有些药物可加重排尿

困难，剂量大时可引起急性尿潴留，主要有阿托品、颠茄片、麻黄素片、异丙肾上腺素、维拉帕米等，应慎用或在医生的指导下服用。

（10）及时治疗泌尿系统疾病：患者应及时、彻底治疗尿道炎、膀胱炎、尿道结石等泌尿系统疾病，以防加重前列腺增生。

（11）防止受寒、预防感冒：前列腺增生多发生于中老年男性，其抵抗力较年轻时下降，受寒后易感冒、发热，进而可引起交感神经兴奋，导致尿道内压增加，加重排尿困难。因此，患者一定注意防寒、预防感冒。

（杨　檬　王　飞　王为服　海南省人民医院/
海南医学院附属海南医院）

第3章

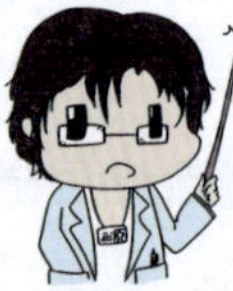

前列腺癌相关问题

75 前列腺癌的发病率有多高？

问题：

我身边患前列腺癌的人相当多，请问该病的发病率很高吗？

回答：

全球范围内，前列腺癌在男性恶性肿瘤中发病率居第二。前列腺癌的发病率有明显的地理和种族差异，大洋洲、加勒比海及斯堪的纳维亚半岛最高，亚洲及北非地区较低。近年来，由于生活方式西化、人口老龄化及前列腺特异抗原筛查的普及，我国前列腺癌的发病率和死亡率均呈明显上升的趋势。有研究报道，前列腺癌目前居我国男性泌尿系统肿瘤发病率的第1位，居所有恶性肿瘤发病率的第6位。在美国，前列腺癌的发病率已经超过肺癌，成为第1位危害男性健康的肿瘤，死亡率亦高居第2位。美国癌症协会统计，2013 年美国前列腺癌的患病人数达 238 590 人，占男性所有恶性肿瘤的 28%，但死亡人数轻微下降，从 2010 年的 32 050 人降低到 2013 年的 29 720 人。2008 年，欧洲新发前列腺癌患者 382 000 例，并造成 90 000 余例患者死亡。

亚洲国家前列腺癌的发病率远低于欧美发达国家，但近年来也呈上升趋势，且增长速度比欧美发达国家更快。全国肿瘤防治研究办公室/全国肿瘤登记中心收集全国 30 个登记处的数据，发现我国 1988—1992 年前列腺癌的发病率为 1. 961/10 万，1993—1997 年为 3. 09/10 万，1998—2002 年为 4. 361/10 万。国家癌症中心的数据提示，前列腺癌自 2008 年起成为泌尿系统中发病率最高的肿瘤，2009 年发病率达 9. 921/10 万，在男性恶性肿瘤发病率中排第 6 位；死亡率达 4. 191/10 万，在男性恶性肿瘤死亡率中排第 9 位。根据 2012 年全球的调查结果，也可看出中国的前列腺癌发病率正显著上升。1988—1994 年，中国每年前列腺癌发病率的增长率为 2. 1%，而到了 1994—2002 年，前列腺癌发病率的增长率为 13. 4%。

（江克华　贵州省人民医院）

76 前列腺癌的发病高峰在哪个年龄段?

问题:

请问前列腺癌在哪个年龄段发病率最高?

回答:

前列腺癌患者主要是老年男性。据报道，我国前列腺癌新诊断患者的中位年龄为 72 岁，高发年龄段为 65~80 岁。有研究发现，在年龄<30 岁的男性中，前列腺癌的发病率仅为 5%；在年龄>79 岁的男性中，其发病率高达 59%。在我国，年龄<60 岁的男性的前列腺癌发病率较低，年龄≥60 岁的男性的前列腺癌发病率明显增长。在美国，70%以上的前列腺癌患者的年龄都超过 65 岁，年龄 50 岁以下的患者很少见，但在年龄>50 岁的患者中，发病率和死亡率呈指数增长。有研究显示，年龄<39 岁的男性患前列腺癌的可能性为 0.005%，40~59 岁增至 2.2%，60~79 岁增至 13.7%。由此可见，前列腺癌的发病率随着男性年龄的增长而增加，不同年龄段男性患前列腺癌的概率具有较大差异。并且，前列腺癌的死亡率亦随男性年龄的增长而增加，可能与老年男性身体条件较差、合并症多及发现时已达晚期等多方面因素有关。

总之，男性在 50 岁以后，前列腺癌的发病率和死亡率均以近似于指数的比例增加，且增加的比例高于其他恶性肿瘤。

（江克华　贵州省人民医院）

77 前列腺癌有什么症状？

问题：

我今年 65 岁，排尿慢好多年了，但最近排尿更困难，突发尿频、尿急及尿痛等症状，我有个亲戚前几年检查出前列腺癌，我很担心自己是不是患了前列腺癌，请问前列腺癌有哪些症状？

回答：

根据本例患者的年龄，发生排尿困难很可能是由前列腺增生导致的，也不能排除早期前列腺癌，而突发的尿频、尿急、尿痛最有可能是合并了前列腺炎。临床上，前列腺癌没有特有的临床表现，故医生很难单纯根据患者的症状来诊断前列腺癌，需要结合相关检查结果来综合判断。

一般来说，早期前列腺癌常没有临床症状，医生筛查前列腺癌时要行前列腺特异性抗原（PSA）检测、经直肠前列腺彩超及直肠指检，对怀疑有前列腺癌的患者，进一步行多参数磁共振成像（MRI），确诊还需要前列腺穿刺活检的病理检查结果。

晚期前列腺癌可能有多种表现，包括尿频、尿急、尿痛、排尿困难等，患者甚至突发尿潴留，还有可能出现血尿、凝血块及下腹部和会阴部疼痛等情况。如果肿瘤继续发展，侵犯精囊、直肠，患者还会出现血精、便血。如果肿瘤转移，患者还会出现转移部位受侵犯的症状，最常见的转移部位是骨，尤其是脊柱、骨盆，导致骨痛，且疼痛通常比较明显，普通的镇痛药很难缓解，病变严重的患者很容易发生骨折。另外，癌细胞会消耗人体的很多能量，有些患者也会没有原因变得越来越瘦，越晚期越容易这样，但这些症状都没有很高的特异性，患者出现了这些症状不代表就是患了前列腺癌，且患了前列腺癌也不一定会出现这些症状，建议本例患者到医院的泌尿外科做检查，以筛查前列腺癌。

（赵善超　张海波　南方医科大学南方医院）

78　哪些男性更易患前列腺癌？

问题：

请问哪些男性更易患前列腺癌？应该怎样预防？

回答：

前列腺癌的发病与年龄密切相关，其发病率随男性年龄的增长而增加。有研究报道，我国城市地区的男性自60岁开始进入前列腺癌的高发阶段，而在美国由50岁开始；上海市男性的前列腺癌发病率在65岁以后显著高于我国香港地区和台湾地区。目前，由于人均寿命延长，上海市65岁以上人口已占总人口的10%以上，可以预见前列腺癌的绝对发病率将出现井喷式增长。

目前，有关前列腺癌的外源性危险因素仍在研究中，部分因素仍存在争议。酒精摄入量过多是前列腺癌的高危因素，同时与前列腺特异性死亡率相关。过低或过高的维生素D水平与前列腺癌的发病率有关，尤其是高级别前列腺癌。阳光暴露能适当增加维生素D水平，可以降低前列腺癌的发生风险。油炸食物的摄入与前列腺癌的发生相关。对于性腺功能减退的患者，补充雄激素并未增加前列腺癌的发生风险。

前列腺癌的筛查在欧美国家曾广泛开展。据报道，美国前列腺癌患者的死亡率在近些年有所下降，部分原因应归功于广泛、严格的前列腺癌筛查政策。临床上，随着越来越多的晚期前列腺癌患者被发现且治疗后，早期前列腺癌的发现比例越来越高，可能少部分存在过度诊治的问题。故目前在欧美国家，有关基于全体人群的前列腺癌筛查也存在很大争议。然而，我国由于未曾开展过大规模的前列腺癌筛查，人群中应该有相当数量的高侵袭性或晚期前列腺癌病例，故现阶段我国开展前列腺癌筛查是非常有必要的，推荐年龄 50 岁以上或有前列腺癌家族史的 45 岁以上男性在充分得知筛查风险的前提下，进行以 PSA 检测为基础的前列腺癌筛查。

（韩小勇　贵州省人民医院）

79 频繁自慰的年轻男性易患前列腺癌吗?

问题：

我今年 20 岁，有频繁自慰史 5~6 年，上次自慰后阴茎头处出现了一层薄膜且很粗糙，后来感觉大腿开始疼痛，不按压不疼痛，一按压就疼痛，我听说经常自慰会引起前列腺问题，担心自己患了前列腺癌，请问频繁自慰的年轻男性易患前列腺癌吗?

回答：

一般来说，80%的前列腺癌患者的发病年龄超过 65 岁，高发年龄段为 65~80 岁，而年龄 50 岁以下的男性很少患该病。这只是一个大概的年龄分布，临床不能肯定男性 20 岁左右就不会患前列腺癌，但 20 岁的男性患前列腺癌的风险是非常小的。

此外，对于有前列腺癌家族史的人群（父亲或兄弟为前列腺癌患者）来说，前列腺癌的发生风险是正常男性的 2 倍；反之，如果男性在较年轻时就患前列腺癌，则需要考虑是不是有家族遗传。国内外一般认为，如果男性有前列腺癌家族史，45 岁开始就要每年进行前列腺癌筛查。

总体来说，年轻男性也有患前列腺癌的可能，若怀疑有前列腺癌，应到正规医院做相关检查以明确诊断。同时，年轻男性要保持良好的生活习惯，禁烟、酒，适度性生活，多饮水、勤排尿，适度运动，预防前列腺癌的发生。

大多数男性在前列腺癌的早期不会出现任何症状，而在晚期时会出现一些症状，主要为梗阻和疼痛，如尿频、排尿困难、排尿疼痛、尿道灼热感及会阴部疼痛，如果有骨转移则会出现相应转移部位的疼痛。即使年轻男性出现这些症状，也不意味着患了前列腺癌，这些症状也许是其他疾病的表现。本例患者才 20 岁，阴茎头的薄膜可能与自慰时摩擦损伤皮肤有关，而大腿疼痛则需要去医院进一步检查，不仅要去泌尿外科就诊，也要去皮肤科和骨科就诊。

（柳　浩　贵州省人民医院）

80 前列腺癌会影响生育吗?

问题:

我今年 50 岁，被诊断为前列腺癌，请问患了前列腺癌还能生育吗?

回答:

前列腺具有外分泌功能，可分泌前列腺液，射精时排出前列腺液，还参与精液的构成，不仅为精子提供合适的生存环境，还保证精子活动所需要的各种要素。正常男性每次射出的精液量为 2~6 ml，精液刚射出后几乎呈胶冻状，这是前列腺分泌的凝集酶的作用，可防止精液从阴道中流失，但 5 分钟后精液就开始液化，这是前列腺分泌的另一种胞浆素促使纤维素溶解，故精液会在 30 分钟内全部液化，有利于精子活动，完成受精。前列腺功能正常对生育非常重要。如果男性的前列腺出了问题（如肿瘤、炎症、外伤等），会影响精子的存活和活力，是造成男性不育的原因之一。

前列腺癌是指发生在前列腺的上皮性恶性肿瘤，恢复正常后男性是可以生育的。男性一旦患了前列腺癌，要尽早治疗。如果患者确诊前列腺癌，医生首先要保证其生命安全，其次才考虑生育问题。前列腺癌的治疗方法有中医药治疗、手术治疗、放化疗及内分泌治疗，医生需要根据患者的具体病情选择治疗方法。前列腺癌患者应坚持长期治疗，保持良好的心态，注意饮食习惯，提高自身免疫力，树立战胜疾病的信心。

（柳　浩　贵州省人民医院）

81 为什么怀疑前列腺癌要检测前列腺特异性抗原？

问题：

我今年55岁，因夜尿次数增多去泌尿外科就诊，听说我这种情况多属于前列腺增生，但医生却让我检测血清PSA水平，请问这个检查有什么用？

回答：

PSA是前列腺腺泡和导管上皮细胞合成分泌的一种糖蛋白，主要存在于精液中，参与精液的液化过程。正常的生理条件下，PSA主要局限于前列腺组织中，血清中的PSA维持在低浓度水平。当前列腺发生癌变时，正常的组织被破坏，大量的PSA进入血液循环，使血清中的PSA水平升高。

PSA 值可用于筛查前列腺癌。正常男性年龄≥55 岁时，应该每年行血清 PSA 检测以筛查是否患有前列腺癌，这是一种最简单也最经济的方法。本例患者可能是前列腺增生，但前列腺炎或前列腺癌有时候也表现为夜尿次数增多，而且前列腺癌在早期往往没有症状，故检测血清 PSA 水平还是非常有必要的。

（韩小勇　贵州省人民医院）

82 前列腺特异性抗原水平超标就一定是前列腺癌吗？

问题：

我 60 多岁了，体检时发现血清 PSA 水平超标，请问这意味着我患了前列腺癌吗？需要做其他检查吗？

回答：

临床上，有很多因素会导致男性血清 PSA 水平异常，包括：①射精 24 小时后；②膀胱镜检查、尿道镜检查等经尿道的镜体检查操作后 48 小时；③导尿等操作后 48 小时；④前列腺直肠指检后 1 周；⑤前列腺穿刺活检后 1 个月；⑥检查时无急性前列腺炎、精囊炎、附睾炎、肛周脓肿、尿潴留等疾病。男性需要在排除以上因素后再次复查。如果复查后结果仍显示异常，无任何排尿症状或体征，甚至直肠指检未扪及肿块，也要考虑前列腺癌的可能，可以先做简单、方便、等待时间短的前列腺B超，其典型征象是外周带存在低回声结节；若仍没有发现结节，也不能完全排除前列腺癌，需要再行前列腺MRI。MRI是诊断前列腺癌及明确临床分期的主要方法之一，可显示前列腺癌外周包膜的完整性，是否侵犯前列腺周围脂肪组织、膀胱及精囊，预测包膜或包膜外侵犯的准确率达70%~90%，预测有无精囊受侵犯的准确率达90%。MRI还可以显示盆腔淋巴结受侵犯的情况及骨转移病灶，对前列腺癌的临床分期具有重要作用，可以指导医生选择治疗方案，如可否行手术或药物治疗。以上辅助检查可帮助医生诊断前列腺癌，但并不能完全明确，最主要的手段是前列腺的病理检查，医生可以给予B超引导下的前列腺穿刺活检，但B超也有定位不准确的情况，故可能需要多次穿刺活检来明确。

（韩小勇　贵州省人民医院）

83 直肠指检时用手就可以摸到前列腺肿块吗？

问题：

医生怀疑我患有前列腺癌，给我做了直肠指检，请问直肠指检时用手就可以摸到前列腺肿块吗？

回答：

临床上，医生可以通过一些条件来判断男性可能患有前列腺癌，包括：①相关症状，如排尿困难、尿频、尿急、夜尿次数增多、尿线变细、尿末滴沥、尿血等；②年龄>50 岁；③有潜在的危险因素；④排除其他疾病。之后医生可根据专科查体明确诊断，如直肠指检。因为医生在患者体表是摸不到前列腺的，其位于盆腔内（膀胱与尿道的连接处），医生可以通过直肠指检摸到前列腺。前列腺癌多发生于前列腺的外周带，直肠指检对于前列腺癌的早期诊断和分期具有重要参考价值。若男性患有前列腺癌，医生在直肠指检时可触及前列腺有坚硬的结节，边界欠清，无压痛。医生在直肠指检时若未触及前列腺结节，也不能排除前列腺癌，需要结合血清 PSA 水平及影像学检查结果等综合考虑。但为了不影响实验室检查的结果，医生不能直接按摩前列腺，因为直肠指检挤压前列腺可导致 PSA 入血，影响血清 PSA 水平的准确性，故直肠指检应在患者抽血化验 PSA 后进行。

（韩小勇　贵州省人民医院）

84 正电子发射计算机体层成像能发现前列腺癌吗？

问题：

我听说正电子发射计算机体层成像（positron emission tomography-computed tomography，PET-CT）非常先进，可以一次性看到全身哪个部位有癌症病灶，请问 PET-CT 能发现前列腺癌吗？

回答：

PET 是核医学领域比较先进的临床检查影像技术，其大致方法是将某种物质（一般是生物生命代谢中必需的物质，如葡萄糖、蛋白质、核酸及脂肪酸等）标记上短寿命的放射性核素（如 ^{18}F、^{11}C 等），注入人体后，通过对该物质在代谢中的聚集来反映生命代谢活动的情况，从而达到诊断的目的，而 CT 是用 X 线束对人体某部位一定厚度的层面进行扫描，由探测器接收透过该层面的 X 线，转变为可见光后，由光电转换为电信号，再经模拟/数字转换器转为数字，输入计算机处理。PET-CT 将 PET 与 CT 完美融为一体，由 PET 提供病灶详尽的功能和代谢等分子信息，而 CT 提供病灶的精确解剖定位，一次显像可获得全身各方位的断层图像，具有敏感、准确、特异及定位精确等特点。医生通过 PET-CT 可一目了然地了解患者全身的整体状况，达到早期发现病灶和诊断疾病的目的。PET-CT 的出现是医学影像学的又一次革命，得到了医学界的公认和广泛关注，堪称“现代医学高科技之冠”。PET-CT 在临床上主要应用于脑、心脏等领域重大疾病及肿瘤的早期发现和诊断。

^{11}C 胆碱 PET-CT 已被用于检测和区分前列腺癌和良性组织，其在生化复发再分期患者中的敏感性和特异性分别为 85% 和 88%，可能有助于检测这些患者的远处转移。

前列腺特异性膜抗原（prostate-specific membrane antigen，PSMA）在前列腺癌细胞表面特异性高表达，使其在前列腺癌分子影像学及靶向治疗领域具有极为重要的研究价值，特别是核素标记 PSMA 小分子抑制剂已在前列腺癌的分子影像学诊断方面显示出较好的临床应用前景。^{68}Ga-PSMA PET-CT 显像对前列腺癌患者诊断的敏感性为 86%、特异性为 86%，针对前列腺癌病灶的敏感性为 80%、特异性为 97%，其对前列腺癌的诊断准确度远高于传统的影像学检查，如 MRI、CT 及前列腺超声等。

（韩小勇　贵州省人民医院）

85 什么情况下要做前列腺穿刺活检？

问题：

我父亲70多岁了，医生怀疑他患有前列腺癌，已经让他做了血清PSA检测、直肠指检、MRI及骨扫描，但医生还是跟我说这些检查不能百分百确定他是否患有前列腺癌，还需要做前列腺穿刺活检，请问这是怎么回事?

回答：

临床上，血清PSA检测、直肠指检、MRI及骨扫描等辅助检查可使医生对前列腺癌的诊断更有把握。对于检查顺序，临床一般按症状、体征、实验室检查、B超、放射性检查、有创检查、有一定风险或费用高的检查来进行，而肿瘤的诊断最终需要依据病理检查的结果来明确。明确前列腺癌的诊断及分期对医生给予患者具有针对性的诊疗方案有重要的指导意义，可改善患者的生活质量、延长生存期。

男性出现以下情况需要行前列腺穿刺活检：①直肠指检发现前列腺有可疑结节，无论任何血清PSA值；②经直肠前列腺超声或MRI发现可疑病灶，无论任何血清PSA值；③血清PSA>10 ng/ml；④血清PSA处于4~10 ng/ml，游离前列腺特异性抗原/

血清总前列腺特异性抗原（f/t PSA）值可疑或前列腺特异性抗原密度（PSAD）值可疑。

男性若有以下情况则不能行前列腺穿刺活检：①处于急性感染期、发热期；②有高血压危象；③处于心脏功能不全失代偿期；④有严重出血倾向的疾病；⑤处于糖尿病血糖不稳定期；⑥有严重的内外痔及肛周或直肠病变。

（韩小勇　贵州省人民医院）

86 前列腺穿刺活检前要做哪些准备?

问题：

我听说明确前列腺癌及其分期需要做前列腺穿刺活检，请问是这样吗？检查前需要做哪些准备?

回答：

男性在前列腺手术前应做前列腺穿刺活检以明确是否患有前列腺癌，若不经病理诊断便直接切除前列腺，不仅手术风险大，还会严重影响男性术后的生活质量。医生将前列腺穿刺活检获得的前列腺组织送显微镜下病理检查，甚至免疫标志物检查，才能明确个体是否患有前列腺癌。但是，男性在行前列腺穿刺活检前需要做好相应的准备工作。

(1) 穿刺前做常规检查：前列腺穿刺活检会引起前列腺局部 MRI 改变，如果患者需要通过 MRI 评估临床分期，通常建议在前列腺穿刺活检前进行。

(2) 预防性使用抗生素：在经直肠前列腺穿刺活检前，男性应常规口服或静脉预防性应用抗生素，喹诺酮类抗生素是首选；在经会阴前列腺穿刺活检前，男性不需要预防性应用抗生素。

(3) 肠道准备：男性在经直肠前列腺穿刺活检前应使用碘伏清洁肠道，可在肛门内注入开塞露促进排便。

(4) 围术期使用抗凝药物及抗血小板药物：对于有心脑血管疾病发生风险、支架植入病史的长期口服抗凝药物或抗血小板药物的患者，围术期应综合评估出血及心脑血管疾病的发生风险，慎重决定相关药物的使用；穿刺活检后，医生也需要注意观察患者的情况，如是否有出血、便秘、尿潴留、咳嗽等症状。

（韩小勇　贵州省人民医院）

87 为什么有时候前列腺穿刺活检要做2次？

问题：

我父亲70多岁了，医生怀疑他患有前列腺癌，前几天做了前列腺穿刺活检，结果显示无癌细胞，但他的血清 PSA>20 ng/ml，医生说可能还要再做一次穿刺活检，请问这是为什么？

回答：

前列腺穿刺活检一般使用经直肠 B 超引导下定位穿刺活检，但该方法的结果有局限性。若男性第 1 次穿刺活检的结果为阴性，有可能是 B 超对异常组织不能准确定位，导致穿刺获得的组织中无癌细胞。为提高诊断的准确性，指导临床医生选择治疗方案，避免延误患者的病情，故需要男性再次行穿刺活检以明确是否患有前列腺癌。再次前列腺穿刺活检的结果若为良性，男性可能无须行前列腺癌根治术；若为恶性，男性应行前列腺癌根治术，相比于再次穿刺活检，前列腺癌根治术复杂得多。

哪些情况下男性需要再次做前列腺穿刺活检？当第 1 次前列腺穿刺活检的结果为阴性，但直肠指检、复查的血清 PSA 值或其他衍生物水平提示可疑前列腺癌时，可考虑再次行前列腺穿刺活检，但再次穿刺活检的间隔时间尚存在争议，有学者建议 3 个月或更长，有学者建议待组织结构完全恢复后再进行。

（韩小勇　贵州省人民医院）

88 低危前列腺癌可以先不治疗吗?

问题:

我爷爷80多岁了，平时身体尚健朗，但最近到医院全面体检时却被诊断为前列腺癌，穿刺活检的结果显示早期低危前列腺癌，医生建议先观察，每3个月复查1次，若病情出现进展再治疗，请问低危前列腺癌患者可以先不治疗吗? 会不会发展成晚期而无药可医?

回答:

在各种各样的癌症中，前列腺癌是非常特殊的，部分前列腺癌是“惰性肿瘤”，可能很长时间都不会进展。通俗地讲，胃癌或肺癌如果确诊后不进行任何治疗，那么肿瘤就会不断进展，最终威胁患者的生存。前列腺癌则不同：一方面，70岁以上男性发生前列腺癌的概率非常高。有研究认为，每7个老年男性中可能就有一个患有前列腺癌，但通常没有明显的临床症状。另一方面，低危前列腺癌（肿瘤 TNM 分期<$T_2N_0M_0$，Gleason 评分≤6分，血清 PSA<10 ng/ml）患者短期内可能不会出现明显的疾病进展，故国内外各大相关指南都提出低危前列腺癌患者可以不急于治疗，可在严密的监测下继续观察等待，但暂时不处理不等于完全不理会。低危前列腺癌患者如果出现疾病进展的迹象，需要马上处理。临床将低危前列腺癌患者的观察等待过程称为“主动监测”，患者需要至少每 3 个月复查 1 次血清 PSA 值，每 6 个月复查 1 次直肠指检、经直肠超声及 MRI 等辅助检查，必要时再次行前列腺穿刺活检，一旦发现肿瘤进展，就立即处理。处理的方式包括前列腺癌根治术、前列腺癌根治性放疗及内分泌治疗等。

前列腺癌患者的年龄是另一个决定治疗方案的主要因素。临床上，年龄<65 岁的患者如果不进行治疗，大部分最终会因前列腺癌而死亡。因此，对于年龄<70 岁、预期生存期>10 年的局限性前列腺癌患者，应该尽早治疗、以防后患，而对于像本例患者这样 80 多岁的老年男性，尤其是伴有心血管疾病者，如果预期生存期<10 年，而前列腺癌又处于早期，多数情况下可以采取“主动监测”。

（胡建新　贵州省人民医院；
张海波　赵善超　南方医科大学南方医院）

89 前列腺癌在什么情况下需要做手术?

问题:

我今年 65 岁，确诊为早期前列腺癌，请问在什么情况下我需要做手术?

回答:

临床分期在 T_3期以内的前列腺癌患者可行前列腺癌根治术对腺体和肿瘤进行完整切除，切除的范围包括完整的前列腺、双侧精囊腺、双侧输精管壶腹段、膀胱颈及肿瘤，切除完毕后把膀胱和尿道重新吻合。若肿瘤已经侵犯到前列腺外或出现远处转移，只切除腺体和肿瘤则无法达到完全杀灭肿瘤的目的。

前列腺癌根治术的目的是彻底清除肿瘤，同时保留个体的控尿功能，尽可能保留勃起功能。该术式适用于预期生存期≥10 年的患者，是临床局限性前列腺癌的治疗选择。

临床上，医生需要对肿瘤的临床分期、患者的预期生存期和总体健康状况进行综合分析，然后决定是否给予手术。目前，对于什么年龄以下才能做手术没有硬性要求，但 70 岁以上的患者随着年龄的增长，手术的并发症发生率和死亡率会相应增加，医生需要在术后对患者的血清 PSA 值进行监控，以了解术后肿瘤的控制情况，明确手术是否达到了根治的效果。

不宜行前列腺癌根治术的患者包括：①患有显著增加手术风险的疾病，如严重的心血管疾病、肺功能不良等；②患有导致严重出血倾向的疾病或血液凝固性疾病（如血友病）；③骨转移或其他远处转移；④预期生存期不足10年。

综上所述，本例患者可以做前列腺癌根治术，术后应积极复查，还是有机会治愈的。

（唐小虎　贵州省人民医院）

90 前列腺癌手术前，为何有些患者要做辅助治疗？

问题：

我患有前列腺癌，医生建议我做手术，但术前还需要做一些辅助治疗，请问这是为什么？

回答：

前列腺癌是一种雄激素依赖性肿瘤。如果患者的肿瘤分期已经不属于早期，或术后有肿瘤复发的迹象，单纯的前列腺癌根治术就难以达到理想的效果，需要与内分泌治疗相结合。

根据采用内分泌治疗的阶段不同，可将前列腺癌根治术相关内分泌治疗方案分为根治术前新辅助内分泌治疗、根治术后辅助内分泌治疗、生化复发后挽救性内分泌治疗。其中，新辅助内分泌治疗可将部分高危或局部晚期不可手术的患者转化为可手术状态，且可降低前列腺癌患者的切缘阳性率。据报道，患者在前列腺癌根治术前行新辅助内分泌治疗能缩小肿瘤体积，有可能提高肿瘤切除的彻底性。

（唐小虎　贵州省人民医院）

91　前列腺癌的手术方式有哪些？

问题：

请问目前前列腺癌的手术方式有哪些？哪种最佳？

回答：

目前，前列腺癌的手术方式主要有 3 种：第 1 种是开放手术；第 2 种是腹腔镜前列腺癌根治术；第 3 种是机器人辅助前列腺癌根治术。

前列腺癌根治术是泌尿外科难度比较大的手术，传统的开放手术几乎是在“血泊”中进行的，很多患者都需要输血，因为前列腺在盆腔中处于非常狭小的空间，要在狭小的空间内进行手术切除和重建是非常困难的。

目前，开放手术已经不再作为前列腺癌根治术的首选，因为有了腹腔镜或机器人辅助后，手术变得更便捷，手术时间明显缩短。腹腔镜手术或机器人手术能够将手术区域放大很多倍，机器人手术与腹腔镜手术相比，操作更稳定、精准、灵活，可以有效结扎大血管，将出血量控制在 100 ml 左右。

此外，开放手术的切口是最大的，长达 10~15 cm。而机器人手术和腹腔镜手术在切口的位置、大小和数量上几乎是一样的，都需要在患者的腹部打 4~5 个直径约 1 cm 的小洞，唯一的区别在于机器人手术放进去的是机器手臂、腹腔镜手术放进去的是普通的手术器械。对于病情比较疑难的前列腺癌患者，机器人手术切除肿瘤的干净程度更高。至于最佳的手术方式，医生应结合患者的具体情况及医院的医疗条件综合考虑后选择。

（唐小虎　贵州省人民医院）

92 前列腺癌根治术有哪些并发症?

问题:

请问前列腺癌根治术有哪些并发症?

回答:

目前，前列腺癌根治术围术期的死亡率在 2.1%以下，主要的并发症有术中严重出血、直肠损伤（因直肠紧挨着前列腺)、尿失禁、膀胱尿道吻合口狭窄、尿道狭窄、深静脉血栓、淋巴囊肿、尿瘘及肺栓塞等。腹腔镜前列腺癌根治术还可能出现沿切口种植转移、转行开腹手术、气体栓塞、高碳酸血症及继发出血等并发症。

大部分中晚期前列腺癌患者术后会丧失性功能，但 60%~70%年龄 60 岁以下的早期前列腺癌患者术后可能会保留性功能，主要与年龄有关系，年龄 70 岁以上的患者手术即便保留了性神经，也只有约 30%还有性功能。如果前列腺癌患者做的是保留性神经的手术，术后 1 个月左右就可以过性生活。此外，患者术后出现勃起功能障碍与手术方式的选择也有关系。患者如果在术后出现勃起功能障碍，可通过 5 磷酸二酯酶抑制剂或负压助勃，甚至植入阴茎假体。

（唐小虎　贵州省人民医院）

93 前列腺癌手术能保全性功能吗?

问题:

我患有前列腺癌，且对性生活的要求比较高，请问前列腺癌手术能保全性功能吗?

回答:

目前，越来越多的患者有机会通过保留性神经的前列腺癌根治术在根治性切除前列腺肿瘤的同时保留性功能。

一般来说，若患者术前的勃起功能正常、血清 PSA<10 ng/ml、Gleason 评分（穿刺活检病理结果的评分系统，穿刺时取 2 个最主要的病变部位，每个部位按 1~5 级进行病理分级，分级越高，分化越差，把这 2 个部位的分级加起来就是分值，如一个是 3 级、一个是 4 级，3 加 4 就是 7 分，通过这个病理结果可以评估患者能不能做手术及保留性神经，一般 8 分以上不建议保留性神经）<7 分，90%~95%可以判断为早期前列腺癌，可能可以选择保留性神经的手术，但这 2 个指标不能完全作为保留性神经的手术指征，患者还需要做其他评估，如检查前列腺包膜是否完整、肿瘤的生长有没有突破包膜。有一些患者的血清 PSA 值并不高，但肿瘤已经侵犯了前列腺包膜，甚至已经发生骨转移，他们也不能做

保留性神经的手术。

（唐小虎　贵州省人民医院）

94 前列腺癌术后发生尿失禁，能恢复吗？

问题：

我行前列腺癌根治术已经 2 周了，导尿管拔出后出现了尿失禁，请问能恢复吗？怎样可以加快恢复速度？

回答：

一般长期饱受漏尿之苦的尿失禁患者会有很大的心理压力，甚至不敢出门。他们也可能会因沮丧、焦虑或压力大等心理问题，使尿失禁更严重，睡眠状况也受到影响。特别是大部分患者会因此严格限制自己的饮水量，而这样做会引起泌尿系统的其他疾病（如肾结石、尿道炎等）。一些严重的尿失禁患者可能会穿成人纸尿片，有些患者为了省钱常不换纸尿片，导致皮肤长期接触湿的纸尿片而过敏或发生尿道炎。还有一些步履维艰的高龄患者，因尿急未赶到厕所，踩到自己的漏尿而滑倒，以致严重受伤，包括头部和髋部骨折等，进而影响生活质量。

如果患者发生尿失禁，可以适当做提肛运动。其是指有规律地往上提收肛门，然后放松，患者在站、坐、行时均可进行，一提一松各 5 秒计一组，重复做 5~10 组计 1 次，每天 3~5 次，连续 3 个月以后，就能达到充分锻炼盆底肌的效果，很多患者也会发现尿控功能得到改善。有研究发现，如果患者在术后 1~2 个月做提肛运动，可以获得比较满意的控尿效果，但如果术后 3~4 个月才开始做，效果较差，药物治疗的效果也不是很好。

患者也可以使用生物反馈仪刺激盆底肌的收缩力。紧迫性和混合性尿失禁患者应做膀胱训练，有计划地训练排尿意识，尽可能定时排尿并逐渐拉长排尿的间隔时间，从而恢复对排尿的控制能力。如果患者对症治疗 6 个月以上症状仍未明显好转，就要考虑采取手术治疗，男性吊带手术及人工尿道括约肌植入术是可选择的手术方式。

（唐小虎　贵州省人民医院；
张海波　赵善超　南方医科大学南方医院）

95 前列腺癌根治术后为何还要进行激素辅助治疗？

问题：

我父亲今年 70 岁，做了前列腺癌根治术，目前恢复得不错，但医生说根据术中切除标本的病理检查结果，我父亲还要接受激素辅助治疗，请问这是为什么?

回答：

对于早期前列腺癌，最佳的治疗方式为前列腺癌根治术，但很多患者在术后的病理检查中发现肿瘤已非局限在前列腺内部(突破了前列腺包膜)，有些甚至侵犯了精囊、膀胱颈，或手术切除标本的切缘发现了癌细胞。大量的临床资料显示，一旦肿瘤突破前列腺包膜，前列腺癌根治术的效果就会减弱，很多患者在术后几年内将出现肿瘤复发。

那么，对待这些前列腺包膜受到侵犯、切缘阳性，甚至病理证实有淋巴结转移的患者，有没有什么补救方法可提高手术的治疗效果? 建议这些患者行前列腺癌根治术的辅助治疗。

所谓辅助治疗，就是指在前列腺癌根治术未能如期达到清除体内肿瘤的情况下（如手术切缘发现肿瘤细胞、肿瘤侵犯了精囊或转移到局部淋巴结等)，术后给予患者其他治疗，从而进一步清除体内残留的肿瘤细胞，达到提高手术效果的目的。

与前列腺癌根治术前的激素新辅助治疗相同，术后的辅助治疗往往也选择激素。当患者出现以上提到的不利病理特征时，往往提示体内有肿瘤残留，而前列腺癌又是一种雄激素高度依赖性肿瘤，如果患者能够在术后进行激素治疗，阻断雄激素对癌细胞的“营养”作用，有望达到“亡羊补牢”的功效。

（胡建新　贵州省人民医院）

96 前列腺癌的内分泌治疗是什么？

问题：

我做了前列腺癌根治术，术后无不适感，医生让我复查，还说如果复查结果异常，要进行内分泌治疗，请问什么是前列腺癌的内分泌治疗？我需要做吗？效果好吗？

回答：

患者在前列腺癌根治术后需要长期随访和定期复查。一般情况下，术后3年内每3~6个月患者就要复查1次，复查的项目包括血清PSA检测和其他生化指标、直肠指检、经直肠B超、CT及MRI等。前列腺癌根治术并不能保证治愈前列腺癌，因为有些患者术前癌细胞已经扩散，只是医生还没发现，还有些患者的肿瘤即使是手术也很难完全切除，术后需要密切监测。虽然本例患者术后没有不适感，但前列腺癌往往只有在肿瘤体积比较大或发生了骨转移及其他远处转移时才会出现相应症状，故单纯的感觉不适合作为患者是否需要复查和治疗的判断依据。因此，本例患者一定要及时去医院复查。

由于前列腺癌依赖雄激素生长和发展，故临床可以使用内分泌治疗来抑制它。内分泌治疗通过抑制男性的雄激素水平，从而抑制前列腺癌。如果前列腺癌患者术后复查发现异常，如血清PSA值升高，或直肠指检触碰到结节，或B超和MRI发现肿瘤复发，应进行内分泌治疗，且治疗效果总体比较好。一般情况下，内分泌治疗一开始的方案可以持续使用几年，但不同患者的疗效不相同，即使第1个方案的效果变差，还有其他方案可以替换，故患者无须太担心，定期去医院复查即可。

（赵善超　张海波　南方医科大学南方医院）

97 雄激素剥夺治疗有哪些不良反应？

问题：

请问雄激素剥夺治疗有哪些不良反应？

回答：

雄激素剥夺治疗（androgen-deprivation therapy，ADT）即前列腺癌的内分泌治疗，可产生多种不良反应，包括潮热、血管舒缩不稳定、骨质疏松、骨折、超重、胰岛素抵抗、血脂改变、糖尿病、肾损伤及心血管疾病等的发生风险升高。

有研究报道，雄激素剥夺治疗将带来更高的骨折风险，且与治疗时间呈正比。雄激素剥夺治疗可加速骨代谢、降低骨矿物质密度，故建议年龄 50 岁以上的患者补充钙（每天 1200 mg）和维生素 D_3（每天 800~1000 U）。

还有研究显示，雄激素剥夺治疗与较高的糖尿病和心血管疾病发生率相关。雄激素剥夺治疗可增加脂肪量及空腹血浆胰岛素、血清胆固醇及三酰甘油的水平，并降低胰岛素的敏感性。临床上，建议对接受雄激素剥夺治疗的患者进行筛查和干预，以预防和治疗糖尿病及心血管疾病。

总体而言，持续使用雄激素剥夺治疗的不良反应将随着治疗时间的延长而增加。

（唐小虎　贵州省人民医院）

98 放疗可以根治前列腺癌吗？

问题：

我爷爷 80 多岁了，前不久被医生诊断为前列腺癌，病理分期为 T_3期，医生说他现在不能进行手术，请问可以进行放疗吗？放疗可以根治前列腺癌吗？

回答：

只有患者处于前列腺癌早期、预期生存期超过 10 年，才能接受前列腺癌根治术，且能够通过前列腺癌根治术达到治愈的目的，进而延长生存期。然而，在确诊为早期前列腺癌的患者中，部分患者由于年老多病而不能耐受手术，而他们的肿瘤分化程度可能较差，分期偏晚，采取观察等待的处理方式是不合适的。这部分患者可选择放疗，其与手术治疗的效果差不多，但创伤小、患者能耐受。

放疗是应用放射线治疗疾病的一种方法。人们很早就发现，当使用放射线照射细胞时，细胞会慢慢死亡，而像恶性肿瘤细胞这样增生活跃的细胞在放射线的照射下死亡得更快。30 年的临床实践经验证明，足剂量的放疗可以有效控制前列腺癌，且短期（约10 年）内甚至可以达到与前列腺癌根治术相同的疗效，故被称为“不用开刀的根治术”。

临床上，放疗也有多种形式。三维适形放疗是肿瘤放疗技术的重大革新，其最大的优点是可使肿瘤获得比常规放疗高得多的剂量，而肿瘤周围正常组织受到的照射量显著减少，因而疗效更好、不良反应更小。外照射放疗适用于所有预期生存期<10 年的早期前列腺癌患者，怀疑淋巴结可能有转移的局部进展期患者采用外照射放疗也取得了理想的效果。近距离放疗是将产生放射线的放射源直接放入前列腺肿瘤组织内部的照射方法。前列腺癌患者接受放疗虽然也会出现一定的不良反应，但光照射与根治术相

比，对人体的损害要小得多。只要前列腺癌患者的身体状况不是处于极度虚弱的状态，均可接受放疗。至于医生是选择外照射放疗还是近距离放疗，则要根据所在医院的设备条件、患者的病情、患者的意愿等情况来决定。放疗除了可以作为早期前列腺癌的治疗手段，达到近乎根治术的效果外，还可作为根治术后发现切缘阳性或根治术后局部复发的前列腺癌的补救治疗手段。至于患者是否适合接受放疗，医生会根据其病理情况、耐受能力及身体状况加以判断，患者无须太担心。

（胡建新　贵州省人民医院）

99 前列腺癌患者放疗后出现血尿是怎么回事？

问题：

我父亲今年 76 岁，患了前列腺癌，因为身体状况不适合做前列腺癌根治术而选择进行放疗，但放疗 3 周时出现血尿，请问这是怎么回事？他还能继续接受放疗吗？

回答：

放疗是治疗前列腺癌很有效的疗法，但放射性物质在破坏肿瘤细胞的同时，也对照射区内的正常组织、器官（如膀胱、直肠、骨髓等）产生破坏作用，导致相应症状，有些症状相当严重，如血尿、血便、腹泻、肛门和直肠不适、造血功能低下等，很多患者由于恐惧、不理解及不能忍受，往往不能坚持治疗，从而影响治疗效果。

下面就对放疗常见并发症出现的原因及处理进行解答。

外照射放疗时，当放射线照射到前列腺肿瘤时，膀胱不可避免地会受到放射性损伤，有 50%~60%的患者在盆腔照射 3~4 周或更短的时间内会出现急性放射性膀胱炎，临床表现为尿频、尿急、尿痛或排尿困难、血尿等，进而可引起泌尿系统感染，导致发热、下腹部坠痛或胀痛等。

放疗引起急性炎症反应时，患者首先要注意多饮水，以增加尿量，起到膀胱的自洁作用；伴有感染时，患者应及时使用抗生素、多种维生素及肾上腺皮质激素，以缓解症状；出血明显者应及时使用止血药物。早期的放射性膀胱急性炎症反应多可控制，患者能够耐受，待放疗结束后患者可逐渐自行恢复正常；后期的放射性膀胱炎症反应属于一种迟发性损伤，一般不易在短期内缓解，但多在 4 年内逐渐恢复。

同样，当放射线照射到前列腺肿瘤时，直肠也不可避免地会受到放射性损伤。放疗引起的直肠炎症反应在治疗早期即可出现，但大多数患者的症状轻微；放疗 6~24 个月，患者可发生后期症状，主要为直肠刺激症状，如里急后重、腹痛、腹泻及黏液性血便等。患者出现放射性直肠炎时，应避免进食纤维素多或对肠壁有刺激的食物，宜食用少渣、低脂及产气少的食物，如胡萝卜、菠菜等，既可润肠，又可补充维生素。患者还应注意保持肛门及会阴部的清洁，穿宽松内裤。症状明显者可在肛门、会阴部采用热敷法以减轻症状，口服或经肛门应用的抗炎药，如诺氟沙星、庆大霉素、甲硝唑等；出血者可应用云南白药、三七粉等；腹泻明显者可应用止泻药，如蒙脱石散等；疼痛明显者可应用吲哚美辛栓。

总体来说，前列腺癌患者放疗时出现的主要并发症是可以控制的，只要患者配合治疗、增强信心，是能够耐受和完成治疗的。规范的放疗对于减少复发率和延长生存期至关重要。

（胡建新　贵州省人民医院）

100　前列腺癌手术或放疗后，如何发现是否复发？

问题：

请问前列腺癌患者如果做了根治性手术或根治性放疗，还会复发吗？怎样才能尽早知道肿瘤复发？术后多久复查一次？

回答：

多数早期前列腺癌患者在接受根治术或根治性放疗后，一般都能获得满意的疗效，但前列腺癌还有复发的可能。前列腺癌同其他恶性肿瘤一样，即使患者接受了根治性治疗，以后还是有可能会出现复发和（或）转移的，这也是医生会督促每例患者治疗后要定期随访、复查的原因。

为什么前列腺癌根治术或根治性放疗后患者还会复发？患者怎样才能尽早知道肿瘤复发？对于肿瘤局限在前列腺内部的患者，前列腺癌根治术能够达到根治的效果，彻底清除体内的癌细胞，而对于预期生存期<10 年的早期前列腺癌患者，仅靠放疗也能在短期内达到与根治术相似的效果。但任何恶性肿瘤都具有浸润生长和远处转移的潜在风险，手术和放疗只能将前列腺局部的肿瘤细胞“杀死”，而对于转移或浸润到治疗区域以外的肿瘤细胞是无能为力的。到目前为止，临床上还没有任何一项检查可以100%地确定每一个肿瘤细胞都已经被清除。有些患者治疗前可能已经有个别肿瘤细胞转移或浸润到前列腺外，超出了根治术或放疗的控制范围，这些癌细胞是肿瘤复发和转移的根源，在条件合适时，它们便会“死灰复燃”。临床上，这些在治疗时难以发现的“亚临床灶”最终造成了肿瘤复发，且危及患者的生命。

为了防止这些微小的残留灶给患者的健康带来隐患，医生必须早期发现它们。血清 PSA 检测是前列腺癌治疗后最重要的复查或随访项目。一般来讲，在治疗后的前 2 年内，患者每 3 个月要进行 1 次血清 PSA 复查。第 3 年后，每 6 个月复查 1 次。如果血清 PSA 值稳定在很低的水平（<0. 6 ng/ml），患者可以适当延长血清 PSA 复查的间隔时间，但如果血清 PSA 值出现上升，患者

则要增加血清 PSA 检测的频率，必要时进行积极的治疗。除了血清 PSA 检测外，在每次复查时，医生还会根据每例患者的具体情况选择性地为其进行直肠指检、骨扫描、X 线胸片等检查，患者只需要配合医生的要求就可以了。

由于医生在判断患者治疗后的病情变化和选择恰当的对策时，往往需要动态观察血清 PSA 值变化的情况。因此，为了更加清晰、直观地反映血清 PSA 值的变化，患者可以自己设计一张表格，在这张表格中按照时间顺序将每次复查的日期、项目、血清 PSA 值及采取的治疗措施分别记录下来，下一次复查时交给医生。这样也能确保患者每次检查的重要资料不会丢失，为自己的下一步治疗带来益处。

（胡建新　贵州省人民医院）

101 前列腺癌手术后复发了该怎么办？

问题：

我今年 70 岁，半年前做了前列腺癌根治术，但近期复查发现血清 PSA 值又升高了，请问这是怎么回事？接下来我该如何治疗？

回答：

随着早期前列腺癌的诊断率明显增加，行前列腺癌根治术和根治性放疗的患者也随之增多。然而，由于部分患者术前体内有微小的转移灶或前列腺内的肿瘤已经穿透包膜，导致其在接受根治性治疗后肿瘤还有可能复发。这些患者肿瘤复发时最先出现血清 PSA 值升高，临床上称为生化复发，这是相对于肿瘤复发、转移后继续生长，并引起血尿、骨痛所导致的“临床复发”而言的。由于仅表现为血清 PSA 值升高的生化复发往往比临床复发早 6~8 年，故为了早期发现肿瘤复发，医生需要向患者反复强调术后定期复查的必要性。

许多患者术后或放疗后复查血清 PSA 值时，一见到其升高就很紧张，思想负担很重。其实，医生对血清 PSA 值升高的判断还是要考虑多种因素的，而单纯用血清 PSA 值来判断肿瘤复发也有一定标准，并非一旦血清 PSA 值升高就判断为肿瘤复发。首先，血清 PSA 检测会受到一些外在因素的影响。在前列腺癌根治术后，一些患者的前列腺尖部偶尔会残留一些良性前列腺组织（非癌细胞），这些前列腺组织会产生微量的 PSA。在这种情况下，如果患者进行了留置导尿、直肠指检或经直肠 B 超检查，血清 PSA 值就会升高，但这并不是前列腺癌复发了。对于接受放疗的患者，由于前列腺并没有切除，这些因素的影响就更大了。另外，与任何血液学指标检查一样，血清 PSA 检测本身也有一定的检测精度。也就是说，当血清 PSA 值低于一定标准后，仪器测定的结果会出现一定误差。一般患者在前列腺癌根治术或放疗后，血清 PSA 值都会下降到无法测出的水平。

若患者在前列腺癌根治术后出现生化复发，医生应先判断这种生化复发到底是因为哪里产生了肿瘤细胞。这里有 2 种可能：一种称为局部复发，即肿瘤细胞在原来的前列腺位置复发；另一种称为远处转移，即导致血清 PSA 值升高的肿瘤细胞位于前列腺以外的部位，如骨等。建议患者将手术后每次复查的结果按照日期详细记录下来，这些资料对医生的随访工作十分重要。

（胡建新　贵州省人民医院）